LABORATOIRE DE MÉDECINE EXPÉRIMENTALE ET COMPARÉE DE LA FACULTÉ DE LYON

VACCINE ET VARIOLE

CONTRIBUTION A L'ÉTUDE DE LEURS RAPPORTS

PAR

LE DOCTEUR LOUIS BERTHET

ANCIEN INTERNE DES HOPITAUX DE LYON

Non fingendum nec excogitandum quid natura faciat, sed inveniendum.

BACON.

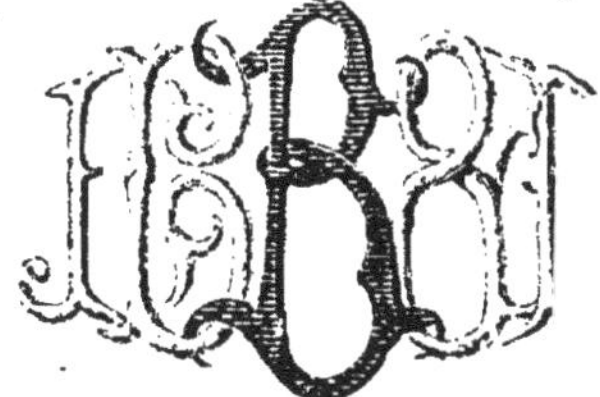

PARIS

LIBRAIRIE J.-B. BAILLIÈRE ET FILS

19, RUE HAUTEFEUILLE, PRÈS DU BOULEVARD SAINT-GERMAIN

LONDRES
BAILLIÈRE, TINDALL AND COX
20, King William street

MADRID
CARLOS BAILLY-BAILLIÈRE
Plaza de Topete, 8.

1884

VACCINE ET VARIOLE

CONTRIBUTION A L'ÉTUDE DE LEURS RAPPORTS

LABORATOIRE DE MÉDECINE EXPÉRIMENTALE ET COMPARÉE DE LA FACULTÉ DE LYON

VACCINE ET VARIOLE

CONTRIBUTION A L'ÉTUDE DE LEURS RAPPORTS

PAR

LE DOCTEUR LOUIS BERTHET

ANCIEN INTERNE DES HOPITAUX DE LYON

Non fingendum nec excogitandum quid natura faciat, sed inveniendum.

BACON.

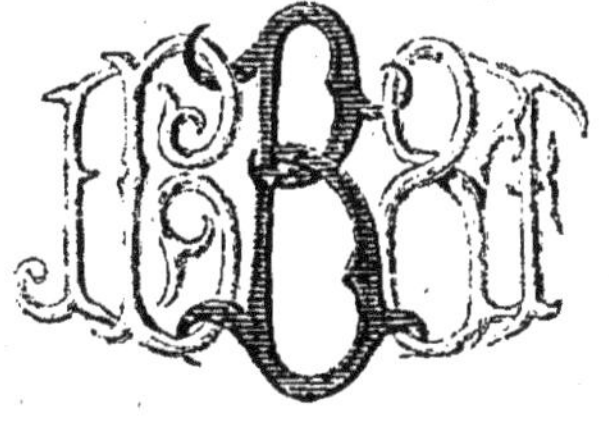

ARIS

LIBRAIRIE J.-B. BAILLIÈRE ET FILS

19, RUE HAUTEFEUILLE, PRÈS DU BOULEVARD SAINT-GERMAIN

LONDRES
BAILLIÈRE, TINDALL AND COX
20, King William street

MADRID
CARLOS BAILLY-BAILLIÈRE
Plaza de Topete, 8

1884

A MES PARENTS

A MES AMIS

A MES MAITRES DANS LES HOPITAUX

(EXTERNAT ET INTERNAT)

MM. LÉTIÉVANT, AUBERT, HORAND
DUPUY, GORDIER
BOUGAUD, J. TEISSIER, GIGNOUX
BONDET, CLÉMENT, LAROYENNE
ET BOUCHACOURT

A MON PRÉSIDENT DE THÈSE

M. LE DR CHAUVEAU

MEMBRE CORRESPONDANT DE L'INSTITUT ET DE L'ACADÉMIE
DE MÉDECINE
PROFESSEUR DE MÉDECINE EXPÉRIMENTALE ET COMPARÉE A LA
FACULTÉ DE MÉDECINE
DIRECTEUR DE L'ÉCOLE VÉTÉRINAIRE

A M. LE DR RENAUT

PROFESSEUR D'ANATOMIE GÉNÉRALE ET D'HISTOLOGIE A LA FACULTÉ
DE MÉDECINE
MÉDECIN DES HOPITAUX

A M. LE DR ARLOING

PROFESSEUR DE PHYSIOLOGIE A LA FACULTÉ DES SCIENCES
PROFESSEUR D'ANATOMIE A L'ÉCOLE VÉTÉRINAIRE

INTRODUCTION

Le but de ce travail est de contribuer, par des recherches expérimentales nouvelles, à l'étude des rapports de la vaccine et de la variole.

En essayant de reconnaître si la vaccine n'est qu'une forme atténuée de la variole, nous avons abouti à conclure qu'elle possède une existence indépendante.

Notre thèse comprend deux chapitres : le premier est consacré à l'historique de la question. Après une esquisse rapide des origines et des ravages de la variole qui constituent comme les titres de noblesse de la vaccine, nous avons raconté l'admirable découverte de Jenner, et nous avons indiqué ensuite les principales phases par lesquelles a passé son histoire scientifique depuis le commencement du siècle jusqu'à nos jours.

Le second chapitre comprend l'exposé de nos propres expériences. On y trouvera, au début, les motifs qui nous les ont fait entreprendre, et à la fin les conclusions qu'on en peut tirer.

C'est M. le professeur Chauveau qui nous a inspiré ce travail : c'est lui qui nous a constamment guidé dans nos recherches; c'est à lui que revient tout l'honneur des nouveautés qu'on y pourra trouver. Qu'il veuille bien agréer l'hommage de notre profonde gratitude.

Nous nous faisons un plaisir de remercier également, pour leur concours empressé, M. Kauffmann, chef des travaux de physiologie à l'École vétérinaire de Lyon, et nos amis et collègues d'internat : MM. Roland, Josserand, Perrusset, Albertin, P. Bourgin, Pollosson et Roque qui nous ont aidé, soit en nous traduisant des mémoires anglais ou allemands, soit en nous assistant dans nos expériences.

Laboratoire de Médecine expérimentale et comparée à la Faculté de Lyon

VACCINE ET VARIOLE

CONTRIBUTION A L'ÉTUDE DE LEURS RAPPORTS

CHAPITRE PREMIER

I

La Variole — Son Origine — Ses Ravages — Variolisation

Pour les auteurs qui prétendent ne s'appuyer que sur des documents précis et authentiques, l'origine de la variole ne remonterait pas au delà du sixième siècle de notre ère, et la première description exacte de la maladie se trouverait dans les écrits des médecins arabes, Avicenne et Rhasis [1].

Mais un certain nombre d'historiens de la médecine,

[1] Il serait beaucoup trop long de citer tous les auteurs qui ont traité des rapports de la vaccine et de la variole. Cette bibliographie existe d'ailleur dans les ouvrages spéciaux. Nous nous contenterons de citer entre autres ouvrages où nous avons largement puisé pour les éléments de cet historique : 1° Jenner, *Œuvres complètes*, Londres, 1800 ; 2° J. Parola, *De la Vaccination*. Turin, 1877 ; 3° Bouley, *Le Progrès en médecine, par l'expérimentation*. Paris, 1882 ; 4° Warlomont, *Traité de la vaccine*. Paris, 1883, et 5° tous les mémoires de M. Chauveau.

tenant compte des récits des voyageurs, des traditions populaires et de plusieurs textes des Livres sacrés de l'Orient lui assignent un début qui se perd dans les temps les plus reculés.

Ainsi il paraît aujourd'hui démontré que la variole faisait de tels ravages dans les Indes et en Perse qu'une divinité spéciale avait été créée, à une époque extrêmement ancienne, pour protéger les habitants contre l'horrible fléau. Le Dr Tholozan a trouvé mention de ce fait dan des ouvrages de médecine indiens appelés *Vagdun.*

Dans son histoire de l'inoculation, Gandoyer nous assure que cette pratique est connue en Asie et en Afrique depuis un temps immémorial. Suivant les Anythorahbhades il y aurait 3,366 ans qu'on inocule la variole dans les régions orientales.

Cette pratique est encore aujourd'hui réservée à une caste particulière de Brahmes qui, après avoir ordonné un certain jeûne préparatoire, vont de maison en maison et font l'opération sur le seuil de la porte. Ils inoculent les hommes sur la partie externe de l'avant-bras ou sur le coude, et les femmes sur les bras. Après avoir frictionné les membres pendant huit à dix minutes avec une pièce d'étoffe grossière, ils font quelques incisions très superficielles et appliquent sur les plaies un peu de coton imbibé de pus variolique et arrosé avec 2 ou 3 gouttes d'eau du Gange. Pendant tout ce temps, l'opérateur ne cesse de répéter certains passages traditionnels d'un livre sacré auquel les *Brahmes donnent 3,367 ans d'antiquité.*

Le Dr Verdé-Delisle affirme que chez beaucoup de peuplades nègres l'inoculation de la petite vérole est pratiquée de toute antiquité.

On lit dans le voyage de Bruce, aux sources du Nil, que l'inoculation est opérée dans la Nubie depuis un temps immémorial par des négresses qui communiquent la variole au moyen d'une toile de coton, imprégnée de pus variolique et attachée au bras de l'individu à opérer.

Enfin, Bousquet prétend que la variole a paru pour la première fois en Chine, sous la dynastie de Tcheoco, 1122 ans avant J.-C.

Selon Grunner, Reitzius, Sprenger et Mead, il serait presque certain que les Arabes ont eu connaissance de la petite vérole vers l'an 572 de notre ère, contemporainement à la naissance de Mahomet. Ahron, médecin à Alexandrie, en fit une description au commencement du septième siècle. Depuis lors, les documents précis abondent : sans parler des ouvrages des médecins arabes, Grégoire, de Tours, et Marius, évêque d'Avranches, racontent l'épidémie de variole qui éclata dans les Gaules en 562 et en 570, antérieurement à l'invasion des Sarrasins.

A la suite de ces derniers, le fléau pénétra en Espagne et en Sicile pour de là se répandre dans les différents pays de l'Europe ; il passa en Angleterre au dixième siècle et suivit rapidement les Européens dans le Nouveau-Monde.

Dès le douzième siècle, la variole, partout implantée, cause partout d'effroyables ravages. Dans le siècle dernier, elle fut la plus meurtrière des maladies aiguës ; aussi la part qui lui revenait dans la mortalité générale ne s'élevait pas à moins du dixième : « Sur 10 morts, un lui revenait de droit ; sur 100 aveugles, 50 devaient à ses coups leur désespérante infirmité. » Bouley. — Jurin, dont les calculs sont des plus modérés, établit qu'il mourait autrefois de la variole la quatorzième partie du genre humain.

Nous venons de voir que de longs siècles avant la découverte de la vaccine, on avait essayé, pour atténuer la gravité des atteintes de la petite vérole, de pratiquer l'inoculation du pus variolique. C'était un fait d'observation, que l'inoculation permet en général à l'organisme de bénéficier de l'immunité propre de cette maladie, sans lui faire courir les chances des accidents dont elle peut être suivie, quand elle est contractée dans les conditions ordinaires de la contagion.

Quoique la variolisation soit, nous le répétons, d'origine très ancienne, les données les plus positives sur son histoire, ne remontent pas au delà du dixième siècle. Elles nous sont fournies par les relations fort exactes des missionnaires qui ont recueilli avec grand soin toutes les traditions chinoises concernant ce sujet.

Le P. Cibot raconte que cette tentative hardie aurait été pratiquée pour la première fois sur le fils d'un prince de la famille impériale, sous le règne de Thim-Tson, qui monta sur le trône en 998. Le succès de l'opération eut un grand retentissement, et bientôt la pratique de l'inoculation se répandit dans tout l'empire. Frappés par un des symptômes les plus constants de la variole, la démangeaison que les enfants éprouvent au nez, les médecins chinois crurent que la contagion s'introduisait par cette voie, et, suivant les traces de la nature, ils choisirent la même région pour l'inoculation artificielle de la maladie.

Ils prenaient un enfant de 1 à 7 ans inclusivement, dont la petite vérole avait évolué heureusement, sans aucun signe de malignité et recueillaient les croûtes dans un vase de porcelaine bien fermé avec de la cire. Quand ils voulaient procurer la maladie à un enfant, si les écailles mises de côté étaient petites, ils en employaient deux, séparées par un grain de musc, les enveloppaient dans du coton taillé en forme de cône et l'introduisaient dans une des narines du patient.

De la Chine, la pratique passa en Tartarie, puis en Géorgie, et enfin en Circassie où elle fut si généralement employée, qu'on appela la méthode *modus circassius*.

Venue du Caucase en Grèce vers 1537, la variolisation fut introduite à Constantinople par deux femmes grecques, en 1672. Cette ville était alors ravagée par une épidémie terrible. Ces deux femmes essayèrent d'abord leur méthode sur les chétiens, et bientôt les Turcs, entraînés par l'exemple, abandonnèrent leur fatalisme habituel et s'y soumirent en foule.

Elles passaient plusieurs aiguilles garnies de fil à travers les pustules de variole parvenues à maturité, puis, en huit endroits : au front, aux deux joues, au menton, à la paume des mains et à la plante des pieds, elles grattaient la peau jusqu'au sang, et frottaient sur les plaies ouvertes les fils imbibés de matière purulente.

L'Italien Timoni, médecin à Constantinople, fut le premier qui informa de l'inoculation le public savant de l'Europe occidentale. On a de lui un mémoire adressé, en 1713, à la Société royale de Londres.

Ce mémoire obtint un assez vif succès de curiosité, mais la méthode n'y aurait pas gagné un adhérent si les ambassades française et anglaise ne l'avaient encouragée et favorisée. Le marquis de Chateauneuf, secrétaire d'ambassade de France près la Sublime-Porte, et l'ambassadrice anglaise Wortley-Montaigu firent inoculer leurs enfants en 1717 par une des deux femmes grecques.

Devenue fervente zélatrice de la variolisation, lady Montaigu, de retour en Angleterre, soumit à l'inoculation, au mois d'avril 1721, la dernière de ses enfants, une petite fille âgée de moins de trois mois. Le docteur Keith, qui avait assisté à l'expérience, la pratiqua heureusement sur son propre fils quelques jours plus tard.

Devant ces deux succès, la Faculté commença une enquête, et, pour asseoir leur opinion, les professeurs demandèrent au roi Georges Ier la grâce de six condamnés à mort, sous la condition qu'ils se laisseraient inoculer la variole. Les malheureux y consentirent de la meilleure volonté, et, le 9 août 1721, ces six criminels, trois hommes et trois femmes, subirent l'opération; le 6 septembre ils sortaient de prison en parfait état de santé.

Cette éclatante réussite popularisa la variolisation : les princesses Amélie et Caroline la réclamèrent des premiers, le 19 avril 1722, et, après elles, un grand nombre d'autres personnes, si bien qu'elle entra rapidement de plein pied dans les pratiques anglaises, et s'y maintint avec des fortunes diverses jusqu'à Jenner.

Un Anglais, le docteur Boylston, importa l'inoculation aux États-Unis : du mois de juin 1721 au mois de janvier 1722, il inocula 224 individus tant à Boston que dans les bourgades voisines.

La Condamine et Gandoyer rapportent dans leurs mémoires qu'on parla en France pour la première fois de la variolisation en 1717. Sulton y fit connaître, l'année suivante, les ouvrages de Timoni. Bien accueillie par les principaux médecins de Paris, hautement approuvée par le Régent, la méthode allait être expérimentée sur une vaste échelle quand la mort du Régent vint la livrer, sans appui, aux vindictes de la Sorbonne qui devait de par ses traditions opposer un *veto* absolu à l'adoption de toutes les pratiques médicales nouvelles.

Et de fait, il ne fut plus question d'inoculation en France jusqu'en 1732, année où M. de la Condamine rendit compte à l'Académie des Sciences des observations qu'il avait faites dans un voyage en Orient, et parla de la méthode circassienne. Il se dévoua à populariser l'inoculation, fortement appuyé par Voltaire qui, revenant de Londres, raconta les beaux résultats obtenus au delà du détroit.

Dans le monde brillant des salons le procès fut vite gagné ; on était alors tout aux idées nouvelles. L'inoculation devint, en quelque sorte, la mode du jour, et l'on fit même des rubans qui en portaient le nom.

Le duc d'Orléans fit inoculer ses deux enfants. Le succès de l'opération devint un encouragement à imiter un exemple parti de si haut, et ce fut une manière de faire sa cour au prince que se conformer à la conduite qu'il avait adoptée. La Faculté se rendit en maugréant, et, le 15 janvier 1768, rendit la décision par laquelle elle jugeait que la pratique de l'inoculation était *admissible*.

Les succès obtenus, surtout en Angleterre, et les épidémies de petite vérole qui éclataient de part et d'autre firent bientôt adopter l'inoculation dans le restant de l'Europe : en Hollande (1748), en Suisse (1749).

En Italie, où elle avait été introduite dès les premiers temps, mais sans grands succès, elle devint bientôt obligatoire dans quelques États : Toscane (1754), République de Venise (1755).

En Allemagne, les médecins les plus célèbres se déclarèrent tout d'abord partisans de l'inoculation. Werthoff, dans le Hanovre, Rœderer, à Gœttingue, Sulzer, à Gotha, et Midleton, à Hambourg, en furent les plus ardents propagateurs. A Berlin, le professeur Mekel inocula ses propres enfants.

Girtanner nous dit qu'elle ne devint populaire à Vienne que vers 1792, à cause des violentes et graves oppositions que firent contre elle de Haen, Wan Swieten et Boherave.

L'introduction de la variolisation en Russie est due à la courageuse initiative de Catherine II. Elle mandait à Voltaire le 19 décembre 1768 : « Je fis écrire en Angleterre pour avoir un inoculateur, et l'on m'envoya en effet le célèbre Dimsdale qui, le 12 octobre, m'inocula la variole. Je n'ai pas gardé le lit un seul instant, et chaque jour j'ai eu une réception. »

Dans le Brésil et le Paraguay, les missionnaires arrachèrent par l'inoculation un nombre immense de victimes à la variole que les Européens leur avaient apportée.

Les frères Sutton, simples fermiers du comté d'Essex et inventeurs de la méthode des inoculations par piqûres sous-épidermiques, envoyèrent leurs disciples dans les Indes. — Même les Arabes et les Maures se soumirent à la nouvelle pratique et quelques caravanes l'implantèrent jusque bien avant dans l'intérieur de l'Afrique.

Quelle que soit l'explication qu'on en puisse donner il est hors de doute que la pratique de l'inoculation appliquée à la variole humaine réalisa un immense progrès.

Plus bénigne que la variole habituelle, localisée souvent aux points de l'inoculation et ne se traduisant, quand elle se généralisait, que par une éruption plus modérée, la variole transmise artificiellement ne laissait après elle que des stigmates peu marqués au lieu des traces si souvent difformes qu'imprimait sur le visage la variole naturelle — néanmoins, l'inoculation était loin de se montrer toujours inoffensive. Voici d'ailleurs quelques statistiques :

Viviani prétend que les listes mortuaires des inoculés prouvent qu'il en mourrait 1 sur 300 et pour la variole naturelle 42 sur 300. En 1738, dans la Caroline méridionale, la mortalité tomba de 20 0/0 à 1 0/0 après qu'on eut pratiqué l'inoculation.

Même succès en Pensylvanie; l'épidémie sévissait avec rage — on inocula 3,209 individus — il n'y eut que 40 morts soit 1/80. A Essex, Daniel Sutton ne perdit que 7 inoculés sur 17,000 par la méthode des piqûres sous-épidermiques.

Mais, à côté de ces brillantes statistiques il en est d'autres très assombries — en Italie et en Angleterre, l'inoculation développe plusieurs épidémies très graves. C'était d'ailleurs le grand inconvénient de la variolisation d'étendre outre mesure les foyers d'infection, et si la mortalité pour les individus inoculés par rapport à ceux atteints directement par le virus variolique était très diminuée, la mortalité générale variait peu. On en jugera par les quelques chiffres qui vont suivre et qui démontrent sans réplique l'immense bienfait pour l'humanité de la découverte de Jenner.

Nous choisirons deux exemples seulement, ils sont des plus démonstratifs par la quantité des faits dont ils donnent le résumé et par le soin qui a présidé à l'établissement de ces statistiques.

La moyenne des victimes de la variole pendant une période de dix années (1776-1786) dans l'Autriche supérieure était à raison de 40 0/0 sur les pertes générales; de 1843 à 1850, le taux de la mortalité pour la même maladie est descendu à 3 1/2 0/0.

Le Dr Vacher nous fournit de précieux renseignements dans un tableau à périodes décennales relatif à la Suède et contenant les pertes causées par la variole de 1762 à 1871, comme suit :

PÉRIODES	DÉCÈS CAUSÉS PAR LA VARIOLE
1762-1771.	69,033
1772-1781.	50,910
1782-1791.	47,589
1792-1801.	44,184
1802-1811.	14,898
1812-1821.	3,300
1822-1831.	4,162
1832-1841.	8,836
1842-1851.	3,070
1852-1861.	4,175
1862-1871.	8,990

Dès 1801, la vaccination fut importée en Suède. Pour apprécier à sa juste valeur les nombres inscrits dans le tableau précédent, il faut les rapprocher du chiffre de la population et de celui de la mortalité générale.

En 1760, la population de la Suède était de 1,981,000 habitants et le total des décès dans le décennium de 1762 à 1771 s'élevait à 552,742, ce qui revient à dire qu'à cette époque on comptait, année commune, un décès par variole sur 364 habitants, et les décès occasionnés par cette maladie formaient les 12/100 de la mortalité générale. Aujourd'hui on ne compte plus, avec une population qui dépasse 4 millions d'habitants, qu'un décès par variole sur 4,050 habitants, et la petite vérole ne donne plus que la proportion insignifiante d'un centième sur le total des décès. Ajoutons qu'en Suède la vaccination est obligatoire et que le gouvernement fait les plus louables efforts pour assurer l'exécution stricte de la loi et qu'il encourage les vaccinateurs par des subventions pécuniaires importantes.

Nous n'ajouterons pas d'autres chiffres à ceux-là ; ils suffisent à démontrer ce qu'était la variole avant Jenner, et comment on la combat victorieusement depuis son immortelle découverte.

Résumant toutes les statistiques nous pouvons affirmer que la vaccine a fait descendre la mortalité par la variole de 1/10 à 1/100, et si l'on veut bien se souvenir que la part de la variole sur les pertes totales était d'un dixième, on peut aisément calculer le nombre immense des victimes arrachées à la mort par cette précieuse innovation dont nous allons maintenant relater l'histoire.

II

Découverte de la Vaccine — Les Précurseurs de Jenner
Edward Jenner

Après la découverte de Jenner on a fouillé tous les documents imaginables pour démontrer que la vaccine avait été connue bien avant lui, et, naturellement, pour la vaccine comme pour tout autre progrès dans les sciences, principalement dans les sciences médicales, il a été prouvé qu'il ne lui restait plus rien à faire.

Nous croyons, néanmoins, que sa gloire n'a pas souffert la moindre atteinte de cette érudition *après coup*, et qu'il reste bien établi que s'il n'avait pas redécouvert la vaccine, l'humanité se verrait encore probablement, aujourd'hui comme il y a un siècle, fauchée à coupes réglées par d'horribles épidémies de petite vérole.

C'est donc simplement à titre de curiosité que nous reproduisons un court résumé de ces recherches. Il y aurait dans le *Sanctéga-Grautham*, un recueil indien, la description du cow-pox, avec ses applications médicales. — Un ouvrage sanscrit de Dhau-Wantari, parle aussi de la maladie des vaches communiquée aux vaigdas.

William Bruce, consul français à Baskire, affirme qu'un grand nombre de faits authentiques l'ont convaincu que dans la Perse, on connaissait la variole vaccine, ainsi qu'une autre espèce de maladie nommée clavelée, et qu'on croyait que si l'une ou l'autre de ces éruptions se communiquait à ceux qui trayaient le lait, elle les sauvait pour toujours de la maladie. A Bénarès, les brahmanes pratiquaient l'inoculation vaccinique au moyen d'un fil trempé dans le cowpox. On en faisait de même dans la Chine et les Cordillères des Andes. Il paraît même, selon le Dr Sacco, que l'inoculation y était connue depuis longtemps. « On prétend, dit-il, que les Indiens rendaient un culte divin à la vache, à cause des avantages que l'homme en retirait. »

En Europe, et surtout en Allemagne, en Italie et en Angleterre, on avait déjà anciennement quelque connaissance de la vaccination. Nous en avons une preuve dans les annales allemandes qui nous assurent que la maladie du vaccin n'était pas rare, en 1769, aux environs de Gœttingue, qu'elle se communiquait à ceux qui trayaient les vaches et les préservait ainsi de la variole. Cette croyance était aussi répandue dans la Carinthie, le Holstein, le Mecklembourg et aux environs de Berlin.

En Italie, le Dr Moscheni et d'autres ont remarqué que dans la vallée de Sclave, il y a l'usage traditionnel de conduire les vaches infectées auprès de ceux qui veulent être vaccinés. Mais la première des nations européennes qui a eu connaissance, bien que d'une façon vague et incertaine du remède de la maladie varioleuse, c'est la Grande-Bretagne.

Il résulte de certains documents authentiques, dont plusieurs ont été publiés par le *Lancet*, qu'un fermier de Glocester-shire, Benjamin Jesty, pratiqua le premier en 1764, l'inoculation du cowpox, sur sa femme et ses deux fils, afin de les préserver de la petite vérole.

En France, Rabaud-Pommier, ministre protestant à Montpellier, déclare avoir découvert, en 1780, que la variole, le claveau des brebis et les pustules des vaches étaient considérés, dans les environs de Montpellier, comme des maladies identiques, connues sous le nom de *Picote*. Ayant constaté que celle des vaches était la plus bénigne et que les pasteurs qui la contractaient accidentellement en trayant, étaient en quelque sorte protégés contre la variole, il pensa que cette opération pouvait être également sûre et moins dangereuse que l'inoculation de la variole.

Quoi qu'il en soit, Jenner ignorait toutes ces recherches,

et ce n'est qu'après ses travaux que la vaccine est devenue de pratique générale.

Il en est donc bien l'inventeur.

Edward Jenner est né le 17 mai 1749, à Berckeley, comté de Glocester; il commença ses études médicales sous la direction du professeur Daniel Ludlow, de Sudbary. Venu à Londres en 1770, il travailla pendant deux ans, chez John Hunter, l'anatomie et l'histoire naturelle avec une telle application et un tel succès que l'illustre savant se l'attacha en qualité d'assistant. Sa précoce renommée lui valut d'être désigné pour suivre comme naturaliste le célèbre capitaine Cook dans ses voyages d'exploration. Il n'accepta point cette offre tentante pour rester auprès des siens. Le même sentiment de piété filiale lui faisait refuser quelques années plus tard un poste superbe dans les Indes anglaises.

Il revint donc se fixer à Berkeley, partageant son temps entre les pratiques de la médecine rurale et des recherches sur plusieurs points fort curieux d'histoire naturelle. Il ne nous appartient pas de parler de ces dernières — qui lui valurent cependant plusieurs distinctions académiques — arrivons de suite à ce qui a trait à la découverte de la vaccine.

Il publia son premier mémoire en juin 1798. Il était intitulé : *Recherches sur les causes et les effets de la petite vérole des vaches*.

Quelques autres suivirent les années suivantes : ils ont été exactement résumés par Jenner lui-même dans un petit opuscule paru le 6 mai 1801, sous le titre : *Origine de l'inoculation de la vaccine*.

Nous y puiserons largement :

« Mes recherches, écrit-il, sur la nature de la vaccine commencèrent il y a environ vingt-cinq ans (en 1775). Mon attention sur cette singulière maladie fut d'abord excitée pour avoir observé que, parmi les personnes que j'étais souvent appelé à inoculer dans les campagnes, il s'en trouvait plusieurs auxquelles il m'était impossible de communiquer l'infection de la petite vérole, quelques précautions que je prisse pour cela. Je découvris enfin que ces dernières avaient eu une maladie qu'elles appelaient la petite vérole des vaches, dont elles avaient été atteintes en trayant des vaches affectées d'une éruption particulière sur les mamelles, je découvris, de plus, que cette maladie éruptive, paraissait avoir été connue de tout temps dans les fermes de ce pays, et qu'il existait une opinion assez vague sur ses effets préservateurs de la petite vérole. »

Jenner, frappé de ces croyances populaires, multiplie les expériences pour s'assurer que l'inoculation de la variole est sans résultats sur les vachers ou les vachères préalablement atteints de la petite vérole des vaches, et presque toujours les résultats sont négatifs.

Voici la première expérience relatée dans son mémoire :

« Joseph Merret, étant domestique dans une ferme près de Berkeley en 1770, fut occasionnellement chargé de traire les vaches de son maître; plusieurs des chevaux de la ferme avaient le javart à cette époque, et Merret les pansait fort souvent. Le cowpox se manifesta bientôt parmi les vaches, et bientôt après, aussi, il eut aux mains plusieurs ulcères qui furent suivis de tumeurs et de tension aux glandes sub-axillaires et il en fut indisposé pendant quelques jours au point de ne pouvoir vaquer à ses travaux ordinaires. Il est bon d'observer qu'avant cette épidémie on n'avait introduit aucune nouvelle vache dans la ferme, et qu'il n'y avait pas non plus alors de domestique affecté de la petite vérole des vaches.

« Au mois d'avril 1795, c'est-à-dire vingt-cinq ans après, une inoculation générale ayant eu lieu dans le canton, Joseph Merret fut inoculé avec toute sa famille, et, malgré plusieurs piqûres faites sur ses deux bras et à différentes reprises avec des lancettes chargées de ferment variolique, il ne fut pas possible de le faire participer à la contagion : je n'obtins qu'une efflorescence légère, d'un rouge pâle autour des incisions, avec une apparence érysipélateuse dans le centre. Pendant tout le temps que sa famille eut la petite vérole il resta dans la maison avec elle, exposé à la contagion sans en ressentir la moindre atteinte.

« Il est nécessaire d'observer qu'on s'était assuré avec la plus scrupuleuse exactitude qu'aucun de ceux dont il est ici question, n'avait eu la petite vérole avant la tentative pour la leur communiquer.

« Si ces expériences avaient été faites dans une grande ville, ou dans un canton très populeux, on pourrait conserver quelques doutes : mais dans un lieu où la population est si peu considérable, la petite vérole est un événement et l'on se rappelle bien si telle ou telle personne en a été affectée; il ne peut y avoir aucune inexactitude sur un fait de cette nature. »

A la suite de cette première observation, il en publie un certain nombre d'autres aussi concluantes. Cependant il lui arrive d'être arrêté par quelques faits contradictoires. Il nous raconte ainsi son embarras et la manière dont sa sagacité leva l'obstacle :

« Dans le cours des recherches que je fis pour éclaircir ce sujet, qui, ainsi que tous ceux d'une nature compliquée et obscure, présentait un grand nombre de difficultés, je découvris que plusieurs de ces individus qui *paraissaient avoir eu occasionnellement la vaccine*, ayant été ensuite inoculés avec la matière varioleuse, en avaient reçu l'infection tout comme s'ils n'avaient pas déjà ressenti les effets de la vaccine. Cette circonstance m'engagea à demander aux praticiens de mon voisinage quel était leur sentiment sur ce point : ils furent tous d'accord que la vaccine ne pouvait nullement être considérée comme un préservatif certain de la petite vérole. Cette décision tempéra, pendant quelque temps, l'ardeur de mes recherches, mais cependant ne l'éteignit pas. En avançant dans la carrière où je m'étais engagé, j'eus la satisfaction de découvrir que les vaches étaient sujettes à plusieurs espèces d'éruptions ; qu'elles étaient toutes contagieuses, et pouvaient conséquemment se communiquer aux mains des personnes employées à les traire ; et, que quelle que fut la nature de l'infection ainsi reçue, on ne l'appelait pas autrement dans les fermes que cow-pox (*cow*, vache, et *pox*, variole). Je surmontai ainsi un grand nombre d'obstacles, et je conclus qu'il fallait établir une distinction entre ces maladies éruptives. Je donnai à l'une le nom de *véritable* vaccine et celui de *fausse* à toutes les autres, parce qu'elles n'ont aucune propriété préservative, n'affectant pas du tout le système. Cet obstacle à mes progrès ne fut pas plutôt mis de côté qu'un autre, en apparence beaucoup plus difficile à écarter, s'éleva tout à coup devant moi. On ne manquait pas d'exemples pour prouver que quand le véritable *cowpox* s'est manifesté parmi les vaches d'une ferme un individu peut en recevoir l'infection et passer, en apparence avec tous les autres individus affectés, par tous les degrés de la maladie, et cependant recevoir dans la suite l'infection de la petite vérole. Ce fait dont l'existence ne me paraissait pas douteuse parce qu'il avait été observé nombre de fois donna encore un échec pénible à mes espérances les plus flatteuses et les plus chères : mais, ayant réfléchi que les opérations de la nature sont en général uniformes, et qu'il n'était pas vraisemblable que la constitution humaine, ayant réellement reçu l'infection de la véritable vaccine, fut dans quelques circonstances parfaitement à l'abri de recevoir les atteintes de la petite vérole, tandis que dans plusieurs autres elle en recevait l'infection, je repris mes travaux avec un redoublement d'ardeur.

« Le résultat en fut heureux, car je découvris alors que le virus vaccin était sujet à subir des modifications, des changements progressifs, par les mêmes causes précisément qui en font subir au virus variolique, et que, quand il était employé sur la peau humaine dans son état de dégénération, il pouvait produire des ulcérations, autant et même plus encore que quand il n'avait subi aucune décomposition ; mais qu'ayant perdu ses *propriétés spécifiques*, il était incapable de produire sur le corps humain ce changement qui est nécessaire pour le mettre à l'abri de la contagion variolique, en sorte qu'il me parut évident qu'un garçon de ferme, par exemple, pouvait traire aujourd'hui une vache infectée de *cowpox* et recevoir d'elle l'infection *réellement préservatrice*, pendant qu'une autre personne, trayant la même vache le jour suivant, ressentirait peut-être l'action du virus vaccin, de manière à ce que ce virus produisît un ou même plusieurs ulcères et une indisposition très considérable, sans pour cela que la constitution chez elle en reçût aucune impression, ses qualités spécifiques qui existaient encore la veille, ayant été perdues du soir au lendemain. »

Ainsi dès maintenant Jenner a parfaitement établi que les vachers et les vachères réputés par la tradition être épargnés par la variole, jouissent en vérité de cette immunité, mais seulement quand ils ont été atteints auparavant d'une maladie pustuleuse qui a son siège plus particulièrement sur leurs mains.

D'autre part, il a observé que les vaches sont sujettes à une maladie pustuleuse éruptive des mamelles : cow-pox ; il en induit que le cowpox est la cause probable de la maladie pustuleuse des garçons de ferme qui ne prennent celle-ci qu'autant qu'ils ont pansé des animaux atteints de cowpox.

Et l'expérimentation va confirmer cette induction.

« En cherchant des éclaircissements sur la vaccine occasionnelle, je fus frappé de l'idée qu'il était peut-être possible de propager cette maladie par inoculation, et d'après les procédés de la petite vérole, en tirant d'abord le virus d'un ulcère de la vache, l'inoculant sur un sujet, et continuant ensuite de la faire passer d'un individu à un autre. J'attendis quelque temps, avec une inquiète impatience, l'occasion de mettre cette théorie à l'essai. Enfin cette époque arriva. La première expérience fut faite le 14 mai 1796 sur un jeune garçon nommé Phipps, enfant de huit ans, plein de force et de santé, sur le bras duquel on inséra du virus vaccin, tiré de la main d'une servante, Sarah Nelmes, qui avait été accidentellement infectée par une vache. Malgré la ressemblance de la pustule qui survint en conséquence au bras de ce jeune enfant avec les pustules de la variole inoculée, comme l'indisposition qui l'avait accompagnée fut à peine sensible, j'avais de la peine à me persuader que ce sujet fut à l'abri de recevoir l'infection de la petite vérole ; cependant ayant été inoculé quelques mois après avec le levain varioleux, il résista complètement à cette contre-épreuve. »

Encouragé par ce premier succès, Jenner fit toute une série d'inoculations; nombre d'enfants furent successivement vaccinés de bras à bras et, plusieurs mois après, ils furent tous exposés, sans effet, à l'infection de la petite vérole, les uns par inoculation, les autres par la contagion de l'air.

Il lui restait une dernière expérience à tenter : le 16 mars 1798, William Summer, âgé de cinq ans et demi, fut inoculé avec du virus vaccin pris directement sur les mamelles d'une vache atteinte de cowpox — l'éruption vaccinale se montra très nette — le vaccin de W. Summer fut ensuite réinoculé à un autre enfant et passa successivement de bras à bras chez quatre individus, toujours avec des résultats identiques.

La vaccination était trouvée. L'immunité acquise aux vachers par grâce d'état pouvait être désormais attr[illegible]uée, du fait de cette immortelle découverte, à toutes [illegible]pulations.

Jenner fit plus encore, il remonta à la source de la vaccine.

Il reconnut que l'immunité était acquise aux garçons

maréchaux comme aux vachers et qu'elle résultait pour ceux-là comme pour ceux-ci d'une maladie pustuleuse des mains, contractée dans leurs rapports avec les animaux qu'ils pansaient. Ces chevaux étaient porteurs à l'extrémité inférieure des jambes, d'une maladie de la peau, *grease*, d'où suintait le virus que les maréchaux s'inoculaient par les blessures de leurs mains.

Il avança que la maladie pustuleuse des mamelles des vaches *(cowpox)* procédait de cette maladie des jambes du cheval *(grease)*, par l'intermédiaire des hommes préposés en même temps aux soins des chevaux et des vaches.

Voici d'ailleurs comment il s'exprime : « A l'égard de l'opinion que j'ai énoncée : que le principe de l'infection est une matière morbifique qui tire son origine du cheval, quoique je ne puisse l'étayer sur des preuves expérimentales produites sous mes yeux, je crois cependant l'avoir établie avec suffisamment d'évidence.

« Je crois qu'il ne peut exister le moindre doute relativement à l'origine du cowpox, étant bien convaincu qu'il n'a jamais lieu parmi les vaches, que lorsque les domestiques chargés de les traire, prennent soin en même temps des chevaux attaqués du grease, ou à moins que la maladie n'ait été communiqué au troupeau par une vache déjà infectée que l'on y a introduit, ou encore par un individu qui y a apporté l'infection. »

Si nous résumons maintenant en quelques mots l'œuvre de Jenner, nous voyons qu'il a démontré avec une rigueur scientifique absolue, s'appuyant à la fois sur l'observation et sur l'expérimentation, que le cowpox des vaches donnait aux hommes la vaccine et que la vaccine préservait de la variole.

En inoculant directement le cowpox à l'homme il a étendu à l'humanité tout entière les bienfaits d'une prophylaxie réservée à quelques individus seulement.

Remontant enfin aux origines de la vaccine il a démontré également que le cowpox provenait d'une matière morbide particulière développée sur le cheval *the grease*, il lui a donné plus tard le nom de *sore heel's* (mal, ulcère des talons) qu'il lui conservera désormais.

Mais cette maladie équine, d'où le cowpox procède, quelle est-elle ? Question importante, que celle-là, car de sa solution dépend la possibilité de remonter à la source du virus bienfaisant et d'y puiser pour renouveler à l'occasion les provisions de vaccin.

Malheureusement Jenner a laissé cette question un peu obscure. En localisant aux jambes du cheval l'affection vaccinogène, sans insister sur ses caractères spéciaux, il exposait ses successeurs (qui n'y ont pas manqué du reste) à la confondre avec deux autres maladies également localisées aux jambes du cheval, le grease et le javart qui n'ont absolument rien de commun avec elle. En effet le grease (eaux aux jambes des vétérinaires français) est une maladie de la peau de l'extrémité inférieure des membres, se caractérisant, sous sa dernière forme qui est persistante, par des grappes de petites tumeurs chroniques, dont la surface et les interstices sont le siège d'une sécrétion purulente d'une extrême fétidité. Le javart est une maladie d'ordre chirurgical qui consiste dans une nécrose des tissus fibreux ou cartilagineux de la région digitale donnant lieu à une inflammation disjonctive, accompagnée de suppuration.

Mais si Jenner, en ne spécifiant pas assez les caractères

distinctifs du sore heel's qu'il avait longtemps appelé « grease » a permis la confusion à ceux qui l'ont suivi, du moins ne paraît-il pas l'avoir commise lui-même. Dans un de ses écrits il parle du grease comme d'une « *maladie éruptive* caractérisée par l'inflammation et le gonflement des talons d'où s'écoule cette matière qui a la propriété d'engendrer dans le corps humain une maladie semblable à la petite vérole. »

Dans un autre passage Jenner rapporte la très courte relation d'un fait qui déjà porte témoignage de la possibilité que l'éruption de la maladie équine, mère de la vaccine, se fasse ailleurs qu'aux talons. Voici cette observation : « *Une inflammation étendue, de nature érysipélateuse se manifesta sans cause apparente à la partie supérieure de la cuisse* d'un poulain à la mamelle. L'inflammation dura plusieurs semaines et se termina par la formation de trois ou quatre abcès. Les parties enflammées furent fomentées et des pansements y furent appliqués par des personnes employées à traire des vaches, dont le nombre s'élevait à 24 et qui toutes eurent le cowpox. Les personnes qui trayaient les vaches étaient la femme du fermier, un valet et une fille de ferme. Le valet qui déjà avait eu la petite vérole ne fut presque pas atteint ; la servante qui, quelques années auparavant, avait contracté le cowpox n'en ressentit, cette fois, les atteintes qu'à un faible degré : mais la femme du fermier qui n'avait encore eu ni l'une ni l'autre de ces maladies fut très gravement atteinte de celle que les vaches lui transmirent, autrement dit du cowpox. »

Ainsi, pour Jenner, le grease semble être une maladie éruptive, générale. Ce fait, bien compris, eut empêché la confusion avec le grease des vétérinaires et le javart. Mais les Anglais eux-mêmes n'y prirent pas garde et les traducteurs français et italiens traduisirent carrément *the grease*, par eaux aux jambes et javart.

III

Détermination de la nature du Grease jennerien
Loy — Bouley — Académie de Médecine

Ce point resté obscur de l'œuvre de Jenner demeura soixante ans avant d'être complètement élucidé. C'est à M. Bouley que revient l'honneur de l'avoir mis en lumière.

Et cependant, dès 1802, paraissait en Angleterre un petit opuscule de 29 pages, intitulé : *Récit de quelques expériences sur l'origine de la vaccine*, par le Dr Loy, de Pickering, comté d'York, qui, s'il eût été connu, aurait donné dès cette époque la solution du problème. Traduit la même année, dans la *Bibliothèque britannique*, par le Dr de Carro, de Genève, il y resta enfoui sans résultats pour la science jusqu'au mois de février 1867, époque où Bouvier, inspiré des conseils d'Auzias Turenne, en fit devant l'Académie de médecine l'exhumation et la révélation.

Pour Loy, le *grease jennerien* est une maladie aiguë, se comportant comme une maladie éruptive dans la succession de ses phases. Il signale, en effet, comme particularité diagnostique importante « que les chevaux qui donnaient la maladie aux hommes qui les pansaient avaient au commencement de leur maladie à eux, des symptômes de fièvre dont ils furent soulagés dès que le mal parut aux talons et qu'ils eurent *une éruption sur la peau.* Le cheval dont la matière avait communiqué la maladie était fort indisposé jusqu'à l'apparition du mal aux talons qui fut, ainsi que chez les autres, accompagné d'une *éruption sur la plus grande partie du corps.* »

Cette affection éruptive, générale, avec accentuation des phénomènes aux talons était bien le *grease jennerien*, puisque l'inoculation à la vache donna le cowpox et à un enfant, la vaccine : cowpox et vaccine très légitimes, car, inoculés à d'autres enfants, ils donnèrent encore la vaccine et que cette vaccine conféra l'immunité contre la variole.

Rien n'était plus concluant que ces expériences qui confirmaient de la façon la plus nette l'opinion de Jenner sur l'origine équine de la vaccine, et qui distinguaient, en outre, par des caractères positifs, la maladie vaccinogène des eaux aux jambes et du javart.

Malheureusement, nous le répétons, le modeste mémoire de Loy resta ignoré et quand on l'exhuma, Bouley avait retrouvé le vrai *grease jennerien* et l'avait appelé *horse-pox* pour éviter toute confusion.

Pendant ces soixante années il est fort probable que le grease jennerien ne manqua pas de se présenter bien des fois à l'attention des observateurs ; mais, comme ils le recherchaient uniquement aux jambes, ils n'attachaient aucune importance aux manifestations cutanées que la maladie éruptive détermine sur divers points du corps, notamment au nez, aux lèvres, à la vulve, sur les bourses, etc.

Bouley, entre autres, avait vu, à sa clinique d'Alfort, plusieurs cas isolés de grease vaccinogène : c'étaient des éruptions localisées à la tête qu'on confondait alors avec la morve, ne les distinguant de celle-ci que par l'épithète de *volante* : il les sépara de cette dernière et les décrivit en 1843 sous le nom d'*herpès phlycténoïde* sans soupçonner leur véritable nature vaccinale. D'autres faits, ingénieusement interprétés, devaient le ramener plus tard seulement sur la voie de son importante découverte.

Au printemps de 1860, M. Sarrau, vétérinaire de la commune de Rieumes, près Toulouse, signala une épizootie ayant atteint 300 chevaux. L'affection nettement contagieuse se traduisait chez quelques-uns par les symptômes des eaux aux jambes et chez quelques autres par les mêmes signes accompagnés d'une éruption plus ou moins étendue.

Lafosse, professeur à l'École vétérinaire de Toulouse, inocula une vache avec la matière qui s'écoulait des jambes d'un de ces chevaux et la vache prit le cowpox lequel donna la vaccine à un enfant. Lafosse vit clairement qu'il s'agissait là du véritable grease de Jenner et, soupçonnant que ce dernier n'avait rien de commun avec les eaux aux jambes, il proposa d'appeler l'affection qu'il avait observée du nom de *maladie vaccinogène*.

La question, portée à l'Académie de médecine en 1862, inspira à M. Renaut, inspecteur général des écoles vétérinaires, un très judicieux discours où il s'attacha à démontrer qu'il devait y avoir une différence radicale entre les eaux aux jambes et cette maladie éruptive qui donnait la vaccine.

M. Bouley fit bientôt la preuve expérimentale de cette

assertion. Dans le but de rechercher cliniquement ce qu'était cette maladie vaccinogène, le professeur d'Alfort eut l'idée fort ingénieuse d'inoculer à la vache toutes les maladies du cheval ayant un caractère éruptif que les hasards de son service feraient passer sous ses yeux.

Par une de ces chances qui n'arrive qu'aux chercheurs, la maladie équine génératrice du cowpox se montra à Alfort dans l'année 1863, sous ses formes les plus variées, et toujours l'inoculation donnait le cowpox. Bien mieux, un élève, du nom d'Amyot, qui avait une écorchure au doigt, prit la vaccine en pansant un cheval en observation.

Synthétisant tous ces faits, M. Bouley put enfin séparer le grease jennerien de toutes les autres affections avec lesquelles on le confondait, le décrire avec ses caractères propres et lui assigner son véritable rang parmi les maladies éruptives. Pour éviter toute erreur d'interprétation, il l'appela *horse-pox*, et ce nom lui est définitivement resté dans la science.

Le mémoire de M. Bouley, communiqué à l'Académie de médecine en 1863, donna lieu à une mémorable discussion.

Depaul, s'inspirant d'analogies fondées sur des caractères objectifs, sur le mode d'évolution des éruptions, et surtout sur les immunités réciproques que l'expérience démontre résulter pour certains organismes susceptibles de l'imprégnation respective par les virus, soit du horse-pox, soit du cowpox, soit de la vaccine, soit de la variole, Depaul en vint à cette conception hardie, qui n'était pas appuyée sur une étude expérimentale suffisante des choses, qu'en définitive il n'existait qu'une seule maladie éruptive commune à l'homme et aux animaux, la variole.

Cette théorie, Depaul la développa, à la séance du 1er décembre 1863, dans une série de propositions dont nous donnons les principales :

1° Il n'existe pas de virus vaccin ;

2° Le prétendu virus vaccin, que l'on considère comme l'antagoniste, le neutralisant du virus varioleux n'est autre que le virus varioleux lui-même ;

3° Les espèces bovine et chevaline sont sujettes à une maladie éruptive qui est identique, quant à sa *nature*, avec la variole de l'espèce humaine ;

4° Il est à peu près démontré qu'il en est de même pour plusieurs autres espèces animales (porcs, moutons, chèvres, chiens, singes). Je suis moins affirmatif en ce qui concerne ces derniers animaux, parce que je n'ai pas encore une opinion personnelle suffisante ;

5° Les phénomènes locaux et généraux que présentent les animaux sont les mêmes que ceux observés chez l'homme : il n'y a de différence, quant aux pustules, que celle qui dépend de la structure de la peau et de la présence de poils nombreux.

Et, pour soutenir ses propositions, Depaul argumentait, entassant Pelion sur Ossa, raisonnements sur raisonnements, mais sans le moindre petit brin d'expériences positives à l'appui.

Ses adversaires, parmi lesquels Bousquet, répondaient non moins éloquemment opposant les différences aux analogies : différences des caractères objectifs, différences dans la gravité, dans les modes de contagiosité, etc., etc.

Et l'on discutait toujours...

A la fin Bousquet eut une idée tellement simple et

lumineuse qu'on s'étonne qu'il l'ait cachée si longtemps : « Que M. Depaul, s'écriait-il, vienne ici dire ces simples paroles : Oui, j'ai inoculé la variole à la vache et la vache m'a rendu la vaccine. Je n'en demande pas davantage, j'ai foi en son honneur, et, sur sa déclaration, je me convertis à ses doctrines. Jusque-là je veux douter. »

Dans une question de faits, l'expérimentation allait donc être consultée : ce sera l'honneur de la Société des sciences médicales de Lyon d'avoir pris l'initiative de ces recherches.

IV

De la non-identité de la Vaccine et de la Variole
Commission lyonnaise

A la suite de la discussion qui venait d'être soulevée à l'Académie de médecine, la Société des sciences médicales de Lyon, sur la proposition de M. Chauveau, son président, nomma une Commission[1] chargée de faire une enquête expérimentale sur cet important sujet.

M. Chauveau exposa à l'Académie de médecine, le 30 mai 1865, le résultat de ces expériences.

Nous reproduisons intégralement son rapport, qui compte parmi les documents les plus remarquables de la science expérimentale :

[1] Cette Commission était ainsi composée : MM. Chauveau, président, Viennois, secrétaire, P. Meynet, secrétaire-adjoint, Bondet, Delore, Dupuis, Gailleton, Horand et Lortet, membres.

« Messieurs, l'Académie discutait, il y a deux ans, la question des *origines de la vaccine*. Cette discussion, soulevée par la communication de M. H. Bouley sur l'exanthème vaccinogène du cheval, prit presque immédiatement les plus vastes proportions; et bientôt, parmi les points traités dans cette discussion, on vit se placer au premier rang l'identité de la variole et de la vaccine, et la production de cette dernière par la transplantation de la première sur l'organisme de certains animaux. Ce fut cependant ce dernier point qui gagna le moins à la discussion, malgré les brillants efforts des combattants, qui se lancèrent dans la lutte, en se rangeant les uns autour de M. Depaul, les autres du côté de M. H. Bouley.

« A cette époque, je présidais à Lyon la Société des sciences médicales. Je lui proposai d'entreprendre une nouvelle série d'expériences sur cet important sujet. Elle accepta. On nomma une Commission qui me fit l'honneur de me laisser diriger ses travaux; et, il y a quelques jours, je rendais compte de ces travaux à la Société, dans un rapport circonstancié, rédigé avec la collaboration de MM. Viennois, secrétaire, et P. Meynet, secrétaire-adjoint de la Commission.

« C'est une analyse méthodique des principaux faits observés par la Commission lyonnaise, que je désire présenter aujourd'hui à l'Académie.

« Rien de plus simple que la marche que nous avons suivie. Nous avons pris les deux principales espèces animales vaccinifères et vaccinogènes, le bœuf et le cheval, — et, sur chacune d'elles, nous avons étudié comparativement les effets de l'inoculation vaccinale et de l'inoculation variolique.

« J'exposerai d'abord ce qui a trait au bœuf.

« Avant toute chose, je dois dire que la Commission lyonnaise s'est trouvée dans les meilleures conditions possibles, pour faire cette étude comparée de la vaccine et de la variole chez les animaux de l'espèce bovine. Deux magnifiques vacheries avaient été mises entièrement à notre disposition : l'une par M. Lœuillet, directeur de l'École d'agriculture de la Saulsaie, où l'on ne compte pas moins de cent soixante têtes de bétail; l'autre par M. Caubet, au parc de la Tête-d'Or, qui renferme environ cent animaux. Dans les deux établissements, la plupart des sujets sont nés sur les lieux mêmes. On connaît parfaitement leur état de santé depuis le moment de leur naissance ; et nous avons pu agir ainsi, à coup sûr, sur des animaux qui n'avaient eu antérieurement ni cowpox, ni fièvre aphtheuse. En effet, ces deux maladies n'ont jamais régné à la Saulsaie. Quant à la vacherie de la Tête-d'Or, elle avait été envahie par la cocotte quelques semaines avant le début de nos principales expériences. Mais, loin de nuire à nos recherches, cette circonstance les a favorisées, en ce sens qu'elle nous a fourni ainsi l'occasion de résoudre accessoirement la question de la nature vaccinale de la fièvre aphtheuse. Ajoutons que les portes de l'École vétérinaire nous avaient été largement ouvertes par le directeur, M. Rodet, pour recevoir ceux de nos animaux que nous avions besoin d'observer de très près.

« Une première série de trente bêtes, prises au hasard, sans distinction d'âge ni de sexe, nous servit à étudier les effets produits par l'inoculation de la vaccine primitive ou cowpox, dont nous devions la semence à l'obligeance de MM. Palasciano et Lanoix.

« Sur tous ces animaux, sans exception, nous fîmes naître de magnifiques éruptions vaccinales, comme vous pouvez en juger par l'échantillon qui a été représenté dans la planche Ire de notre rapport, planche que je me plais à mettre sous les yeux de l'Académie. Dans tous les cas, ces éruptions sont restées absolument locales. Il est bien poussé sur un de nos sujets, une petite pustule surnuméraire, que l'on peut voir sur la planche IIe; mais il y a tout lieu de croire que cette pustule provenait d'une auto-inoculation.

« Une deuxième série d'une vingtaine de bêtes fut consacrée à l'étude des inoculations de vaccin humain, vaccin récemment importé sur l'homme, ou ancien vaccin jennérien. La réussite fut presque aussi complète. En effet, l'inoculation ne manqua que sur une seule bête, et encore cet échec sera considéré par nous comme non avenu, car il a été observé sur une bête qu'une réinoculation subséquente nous a montrée douée d'une faible réceptivité, et de plus, cette bête avait été inoculée avec du vaccin recueilli un peu trop tard.

« La Commission lyonnaise a donc été aussi heureuse que M. Bousquet dans ses tentatives d'inoculation de vaccin aux animaux de l'espèce bovine. Elle a même été beaucoup plus heureuse que notre savant collègue, car elle a réussi aussi bien sur les bêtes d'âge que sur les jeunes veaux, et aussi bien encore avec l'ancien vaccin jennérien qu'avec le vaccin récemment implanté sur l'espèce humaine. De plus — nouvel avantage des expériences de la Commission lyonnaise sur celles de M. Bousquet — le cowpox ainsi obtenu nous a paru presque aussi beau que le cowpox vrai (la planche IVe en fait foi);

et nous avons pu le transmettre chez l'homme et chez le bœuf, pendant plusieurs générations, sans qu'il s'altère, au contraire. Aussi, faute de cowpox vrai, avons-nous souvent produit ainsi du cowpox artificiel pour inoculer des enfants que leurs parents répugnaient à laisser vacciner avec du vaccin humain; et nous sommes forcés de convenir que les pustules engendrées par ce cowpox ont toujours été parfaitement belles, aussi belles que les boutons produits par le cowpox vrai.

« Enfin, dans une troisième série d'expériences, le cowpox a été inoculé à des animaux atteints de fièvre aphtheuse très peu de temps auparavant. Ces animaux, au nombre de cinq, ont tous pris une belle éruption vaccinale, ce qui prouve catégoriquement que la fièvre aphtheuse ne saurait être assimilée au cowpox.

« Voilà le résultat de nos inoculations vaccinales. Voici ce qu'ont produit nos inoculations varioliques :

« Dix-sept vaches, génisses ou taurillons, compagnons des précédents, ont été inoculés de la variole humaine; les uns en 1863, les autres en 1865. Les inoculations ont été faites avec le plus grand soin, avec toutes les précautions recommandées en pareil cas. Aucun des sujets n'a pris le cowpox. Les inoculations ne sont cependant pas restées absolument sans effet; toutes ont déterminé la formation de très petites papules rougeâtres. On les a représentées dans la planche IVe. Comparez ces papules avec les pustules engendrées par l'insertion du vaccin, et jugez s'il y a possibilité d'assimiler les deux éruptions l'une à l'autre. Ajoutons que ces papules ont toujours disparu rapidement par une sorte de résorption, sans laisser de croûtes.

« Et maintenant, qu'est-ce que cette éruption papuleuse

déterminée par l'inoculation de la variole? A-t-elle quelque chose de spécifique? Ou ne serait-ce pas tout simplement le résultat du travail inflammatoire excité par la piqûre elle-même? MM. Bousquet et Bouley, qui regardent comme absolument négatifs, dans tous les cas, les résultats de l'inoculation variolique au bœuf, pencheraient peut-être vers la dernière interprétation. Ils se tromperaient.

« En effet, quinze de ces dix-sept animaux ont subi une contra-inoculation vaccinale, pratiquée pour dix d'entre eux avec le cowpox vrai, pour les cinq autres, avec la vaccine humaine. Or, sur ces quinze animaux, un seul a pris un beau cowpox; trois ont eu des pustules vaccinales rudimentaires et éphémères; tous les autres, au nombre de onze, ont été exempts d'éruption. C'est là un fait entièrement neuf, que la Commission lyonnaise ne craint pas de présenter comme ayant une importance considérable. Il prouve que les papules provoquées dans l'espèce bovine par l'inoculation de la variole, constituent une éruption spécifique, et que cette éruption possède, avec le cowpox, les mêmes relations que la vaccine et la variole dans l'espèce humaine. En effet, la variole préserve le bœuf du cowpox, comme le cowpox protège l'homme contre la petite vérole.

« Tout à fait locale comme la vaccine, cette éruption ne serait-elle qu'un cowpox rudimentaire qui n'aurait besoin pour se développer que d'être cultivé pendant un certain temps sur les animaux de l'espèce bovine? La Commission lyonnaise a voulu s'en assurer. En excisant les pustules varioliques du bœuf, on peut en extraire par raclage une certaine quantité de sérosité. Cette sérosité a été inoculée à plusieurs animaux. Mais, à cette seconde génération, la variole n'a produit que des effets ou encore plus faibles, ou même tout à fait nuls. Quand on compare ce résultat avec les effets engendrés par l'inoculation de la vaccine au bœuf, quand on voit le cowpox ainsi produit se transmettre indéfiniment avec les mêmes caractères sur les animaux de l'espèce bovine, on ne saurait mettre en doute que l'éruption variolique du bœuf est quelque chose de tout à fait différent du cowpox.

« Il reste à s'assurer si ce n'est pas purement et simplement la variole.

« Pour cela la Commission lyonnaise a inoculé cette même sérosité des papules varioliques bovines à un enfant non vacciné. Les planches XIe et XIIe représentent les résultats de cette expérience importante. La première montre, au huitième jour accompli, la pustule unique qui succéda à l'inoculation. Cette pustule, après avoir débuté absolument comme un bouton de vaccine ordinaire, se montre entourée de pustules secondaires à leur début, pustules petites d'abord, qui n'ont pas tardé à devenir très volumineuses. La planche XIIe fait voir, au quatorzième jour, l'éruption pustuleuse confluente généralisée, qui a fini, vers le onzième jour, par envahir toute la surface du corps.

« Voilà, Messieurs, une expérience que je me bornerai à vous présenter purement et simplement au nom de la Commission lyonnaise, sans vouloir y ajouter le moindre commentaire. A vous de juger si la variole s'est modifiée en passant par l'organisme du bœuf.

« Un second enfant a été inoculé avec le virus fourni par la pustule primitive du premier. La planche XIIIe représente, au sixième jour accompli, l'éruption primitive qui a été produite par cette inoculation. On dirait trois pustules de vaccine. Mais ce deuxième sujet a eu aussi une éruption générale, très discrète, il est vrai, mais parfaitement bien caractérisée. Or, Messieurs, sur tous nos enfants vaccinés avec le cowpox vrai, nous n'avons jamais vu d'éruptions pustuleuses générales. Ce qui s'observe alors quelquefois, c'est autour des points inoculés particulièrement, une légère éruption vésiculeuse, sorte de *strophulus volaticus* qu'on ne saurait jamais confondre avec des pustules de vaccine ou de variole.

« La Commission lyonnaise s'est cependant préoccupée de l'objection probable que, dans les deux cas qui viennent d'être racontés, l'éruption générale pouvait bien n'être que la vaccine généralisée. Elle avait un critère infaillible pour s'en assurer : l'inoculation au bœuf. Or, l'insertion sur une génisse du virus récolté sur les pustules initiales du dernier enfant, pustules si semblables à la vaccine, cette insertion n'a pas produit le cowpox, mais l'éruption papuleuse de la variole bovine.

« En résumé, la variole s'inocule au bœuf ; mais elle ne se transforme point en vaccine en passant par l'organisme de cet animal. Elle reste variole et revient à l'état de variole quand on la rapporte sur l'espèce humaine.

« Les expériences de la Commission lyonnaise sur les animaux solipèdes sont tellement semblables à celles que je viens de faire connaître, que je me bornerai à indiquer ces nouvelles expériences, malgré l'intérêt que nous y attachons à cause de leur complète originalité.

« Nous avons commencé par inoculer à sept chevaux et ânes la vaccine primitive ou cowpox. Dans les sept cas, quoique nos animaux fussent d'un âge avancé, il est survenu une belle éruption de pustules de horse-pox, remarquables par l'abondance de leur sécrétion, l'épaisseur, l'étendue et l'aspect cristallin des croûtes formées par cette sécrétion.

« La variole inoculée à ces animaux n'a rien produit du tout.

« Inoculée à des animaux non vaccinés, elle a déterminé la formation de larges boutons coniques, qui, absolument comme les papules de la variole bovine, se sont résorbés, sans sécréter d'une manière appréciable et sans former de croûtes.

« En vaccinant ces derniers animaux, on n'a pu leur donner le horse-pox.

« On a réussi à transmettre du cheval au cheval cette variole équine, mais sans modifier ses caractères, qui se sont, au contraire, encore plus éloignés de ceux du horse-pox.

« L'inoculation du virus de cette variole équine a été tentée simultanément sur trois enfants.

« Sur l'un, échec complet.

« Le second prit d'emblée, neuf jours après l'inoculation, une variole générale, dont le premier bouton parut au bras gauche dans la région inoculée. Cette variole fut discrète et présenta tous les caractères des varioles faibles, dites varioloïdes.

« Quant au troisième enfant, les choses se passèrent chez lui, à peu de chose près, comme sur l'enfant inoculé avec la variole bovine. Il eut une éruption primitive nettement caractérisée, puis une éruption générale, confluente sur plusieurs régions du corps.

« Le liquide de la pustule primitive de ce dernier enfant servit à en inoculer un quatrième. Toutes les piqûres prirent, et l'on eut une éruption de trois pustules à chaque bras, absolument semblables à des pustules vaccinales ; mais des boutons surnuméraires parurent dans la région inoculée, et il survint sur le ventre deux pustules varioliques.

« Un cinquième enfant fut inoculé avec le virus des pustules primitives du précédent. Les choses se passèrent chez lui absolument de la même manière : éruption primitive, identique à une éruption vaccinale, puis éruption secondaire extrêmement discrète, localisée aux mains et aux avant-bras.

« Malgré l'atténuation des caractères de l'éruption observée dans cette nouvelle série d'expériences, ce n'en est pas moins la variole que le cheval a communiquée à tous ces enfants, directement ou médiatement. En effet, un enfant non vacciné (le seul), placé dans la même salle que les enfants nᵒˢ 2 et 3, prit une variole spontanée ; de plus, la mère de l'enfant nº 3 tomba malade à son tour, et l'on constata chez cette femme, vaccinée dans son enfance, une éruption de varioloïde discrète. Enfin, rapporté au cheval et à la vache, le virus recueilli sur ces enfants n'a jamais réussi à faire naître le horse-pox ou le cowpox.

« Telles sont les expériences de la Commission lyonnaise sur cette grave question des relations qui existent entre la variole et la vaccine.

« Résumons les résultats et les conclusions de ces expériences :

« 1° La variole humaine s'inocule au bœuf et au cheval avec la même certitude que la vaccine.

« 2° Les effets produits par l'inoculation de deux virus diffèrent absolument.

« Chez le bœuf, la variole ne produit qu'une éruption de papules si petites, qu'elles passent inaperçues quand on n'est pas prévenu de leur existence.

« La vaccine, au contraire, engendre l'éruption vaccinale type, avec ses pustules larges, et fort bien caractérisées. Elle s'inocule parfaitement aux animaux qui ont eu la fièvre aphtheuse : donc la fièvre aphtheuse et la vaccine sont deux choses parfaitement distinctes.

« Chez le cheval, c'est aussi une éruption papuleuse, sans sécrétion ni croûtes, qu'engendre la variole ; mais quoique cette éruption soit beaucoup plus grosse que celle du bœuf, on ne saurait jamais la confondre avec le horse-pox, si remarquable par l'abondance de sa sécrétion et l'abondance de ces croûtes.

« 3° La vaccine inoculée isolément aux animaux des espèces bovine et chevaline les préserve en général de la variole.

« 4° La variole inoculée dans les mêmes conditions s'oppose généralement au développement ultérieur de la vaccine.

« 5° Cultivée méthodiquement sur ces animaux, c'est-à-dire transmise de bœuf à bœuf et du cheval au cheval, la variole ne se rapproche pas de l'éruption vaccinale. Cette variole reste ce quelle est ou s'éteint tout à fait.

« 6° Transmise à l'homme elle lui donne la variole.

« 7° Reprise à l'homme, et transportée de nouveau sur le bœuf ou le cheval, elle ne donne pas davantage, à cette seconde invasion, le cowpox ou le horse-pox.

« Donc, malgré les liens évidents qui, chez les animaux comme chez l'homme, rapprochent la variole de la vaccine, ces deux affections n'en sont pas moins parfaitement indépendantes, et ne peuvent pas se transformer l'une dans l'autre.

« Donc, en vaccinant d'après la méthode de Thiélé et de Ceely, on pratique l'ancienne inoculation, rendue peut-être constamment bénigne par la précaution qu'on prend de n'inoculer que l'accident primitif, mais ayant, à coup sûr, conservé tous ses dangers au point de vue de la contagion. »

Dans un nouveau travail inséré dans les *Annales de Dermatologie* (t. II, 1871), M. Chauveau rapporte encore quelques expériences qui complètent les précédentes. Après avoir rappelé les conclusions de son premier mémoire, il se demande s'il n'y aurait pas possibilité d'une influence et d'une modification réciproque des deux virus variolique et vaccinal, cultivés simultanément sur le même sujet, et transformation possible de la variole en vaccine par ce procédé.

A cet effet, il institue trois séries d'expériences que nous allons brièvement rapporter :

1° Inoculation simultanée sur le même sujet, par piqûres distinctes, du virus variolique et du virus vaccin fournis par des sujets différents.

RÉSULTATS. — Cultivé pendant deux générations sur l'espèce bovine, à côté du virus vaccin, le virus variolique ne change pas de nature et n'emprunte même pas à ce dernier sa bénignité constante.

Cultivé pendant deux générations sur l'espèce bovine, en même temps que le virus variolique, le virus vaccin conserve tous ses caractères propres et particulièrement sa bénignité.

2° Inoculation simultanée sur le même sujet, par piqûres distinctes, du virus variolique et du virus vaccin recueillis sur le même sujet.

RÉSULTATS. — L'évolution simultanée de la vaccine et de la variole dans l'espèce humaine n'imprime au virus de cette dernière maladie aucune modification dans sa nature, ce qui prouve avec la dernière évidence l'autonomie de la vaccine et de la variole puisque les virus de ces deux maladies restent entièrement indépendants l'un de l'autre, même quand ils se développent ensemble dans le même organisme.

3° Inoculation simultanée du virus variolique et du virus vaccin intimement mélangés et introduits ensemble dans les mêmes piqûres.

Lorsque l'inoculation du mélange est faite sur des animaux de l'espèce chevaline ou de l'espèce bovine, on obtient jamais autre chose que les effets de *l'inoculation de la lymphe vaccinale pure.*

La vaccine s'est donc développée absolument comme si le virus variolique n'avait pas été présent à côté du virus vaccinal. Faut-il penser que celui-ci a tué celui-là ? ou bien, acceptant, l'hypothèse de l'évolution simultanée des deux virus dans ces pustules vaccinales, d'apparence régulière et homogène, doit-on supposer que les *effets objectifs* du virus variolique se trouvent simplement masqués par ceux du virus vaccin. L'inoculation à l'homme de la lymphe élaborée par ces pustules, pouvait seule permettre de se prononcer pour l'une ou l'autre explication.

Chauveau a bien inoculé à l'espèce humaine cette lymphe mixte, et il n'a produit que la vaccine, c'est-à-dire une éruption locale, sans graves malaises généraux et sans éruption généralisée d'aucune sorte. Mais la lymphe employée avait été prise à un bœuf sur lequel le virus double n'était arrivé qu'après six transmissions successives. Or, ces transmissions qui n'atténuent en rien, si multipliées qu'elles soient, l'activité du virus vaccin, altèrent le virus variolique au point d'éteindre tout à fait ses propriétés à partir de la quatrième génération. Les expériences de la Commission lyonnaise en font foi. Il y a donc tout lieu de croire que, dans le cas actuel, l'organisme du bœuf a exercé sur la lymphe mixte soumise à l'inoculation une sorte d'action dialytique qui a laissé passer le virus vaccinal en arrêtant complètement le virus variolique.

C'est donc dans la sérosité extraite des pustules produites par la première inoculation de la lymphe mixte au bœuf qu'il faut rechercher la présence du virus variolique en inoculant cette sérosité à l'enfant.

Eh bien Ceely, et probablement Thiélé et Voigt, ont fait l'expérience sans qu'ils s'en doutent, et nous verrons plus loin, en rapportant leurs observations, que l'action *filtrante* de l'organisme du bœuf et du cheval ne s'était pas encore complètement exercée sur les cultures des premières générations et, que la lymphe inoculée dans ces cas à l'espèce humaine a produit des accidents qu'on peut rapporter à la variole.

V

Identité de la Vaccine et de la Variole — Expériences de Ceely, de Thiélé et de Voigt

Les expériences de la Commission lyonnaise ne laisseraient subsister aucun doute sur la non-identité de la variole et de la vaccine, prouvée par la méthode des inoculations sous épidermiques si, à l'étranger, en Angleterre, en Russie et en Allemagne, on n'avait publié des conclusions diamétralement opposées, basées sur des faits en apparence décisifs.

Mais la contradiction entre les faits d'expérimentation n'étant pas possible il faut, quand elle paraît exister, en rechercher le motif. Le critérium fourni par les expériences lyonnaises va nous permettre de le trouver.

Exposons en premier lieu les faits observés par le Dr Ceely que les unicistes invoquent comme une preuve irréfragable à l'appui de leur doctrine. Ils ont été publiés en 1830, dans un livre intitulé : *Observations sur la variole-vaccine* telle qu'elle se présente de temps en temps, dans la vallée d'Aylesburg, avec le compte rendu de plusieurs expériences récentes sur la vaccination, la rétrovaccination et la variolisation des vaches, entremêlées de remarques incidentes. Ceely y raconte qu'il a tenté de communiquer la variole à six animaux de l'espèce bovine, divisés en deux séries de trois animaux chaque. Les sujets de la première série furent d'abord enveloppés avec des draps et des couvertures ayant servi à des varioleux : puis quinze jours plus tard ils furent inoculés avec du pus variolique. A la grande déception de Ceely, il ne se manifesta aucun résultat apparent. Plus tard la vaccine ne put être inoculée à ces animaux. En nous appuyant sur les faits démontrés par Chauveau, il paraît clair cependant que ces animaux ont été variolés, puisqu'ils n'ont pu être vaccinés et que l'éruption, si éruption il y a eu a passé inaperçue.

Les sujets de la deuxième série furent inoculés de la même façon. Seul le dernier présenta les mêmes phénomêmes que les premiers. Quant aux deux autres, l'inoculation du virus varioleux a paru produire des pustules vaccinales. Chauveau a fait une admirable critique de ces résultats. Nous ne pouvons mieux faire que de la reproduire avec détails :

« Dans la première expérience, rien ne fait penser, pendant les huit premiers jours que les choses se passeront autrement que sur le précédent animal (celui où le résultat aurait été négatif d'après Ceely) : les piqûres d'inoculation se tuméfient, deviennent papuleuses, présentant ainsi l'éruption caractéristique produite chez le bœuf par l'inoculation de la variole ; aussi, le neuvième jour, Ceely ne voyant là aucune altération matérielle digne d'attention, passe outre et vaccine l'animal. Mais le lendemain de cette vaccination, en examinant le sujet, il constate qu'un des points variolés antérieurement a pris la forme et l'apparence d'une pustule vaccinale. Et, en effet, d'après la description minutieuse qu'il en donne, il n'y a pas à hésiter : c'est bien un très beau bouton de vaccin. »

D'où peut venir ce bouton ?

Est-il dû à l'effet pur et simple de l'inoculation variolique ? Évidemment non, puisque la même inoculation n'a produit le même résultat ni chez les autres animaux de Ceely, ni chez les centaines de sujets de la Commission lyonnaise. Il faut donc attribuer cette pustule vaccinale à un accident, à une inoculation vaccinale accidentelle, compliquant l'inoculation variolique.

« Le vrai mécanisme de cette inoculation vaccinale accidentelle doit être cherché dans ce fait probable d'une contamination de la lancette qui a servi à pratiquer les profondes incisions dans lesquelles on a introduit le virus variolique. Une lancette mal essuyée, telle serait en définitive l'origine du fait principal qui a servi d'argument aux partisans de la transformation de la variole en vaccine par l'organisme du bœuf. »

Ce qui donne du poids à cette interprétation c'est que la place occupée par la piqûre vaccinogène indique très clairement que cette piqûre a dû être exécutée la première. Ceely a fait en tout 7 piqûres : cinq en ligne verticale, sur le côté gauche de la vulve ; deux au-dessous de la commissure inférieure. Il y a tout lieu de penser que les cinq piqûres latérales ont été faites les premières parce qu'elles sont au premier rang dans l'énumération de Ceely et qu'elles occupent la région la plus favorable. De plus, tout fait croire que ces cinq inoculations ont été pratiquées de bas en haut. En effet, en jetant les yeux sur les figures de Ceely on voit au-dessous de la piqûre inférieure un grand espace vide ; et il est clair que si les piqûres avaient été faites de haut en bas, Ceely aurait utilisé cet espace favorable pour placer ses deux dernières piqûres, au lieu de les reporter au-dessous de la vulve. Il est plus naturel de supposer que Ceely, ayant commencé ses piqûres par en bas, et ne trouvant plus en haut de place favorable pour la sixième et la septième, s'est vu dans la nécessité de les mettre ailleurs. S'il en est ainsi, c'est donc la plus inférieure des piqûres latérales qui a dû être exécutée la première. Or, c'est justement cette piqûre qui est devenue vaccinogène.

Mais la lancette de Ceely ayant probablement servi à des vaccinations antérieures, il était resté sur la lame de l'instrument une petite quantité de vaccin desséché. A la première ponction, la lancette s'est essuyée : le vaccin qui la souillait est resté dans la plaie et les autres piqûres ont pu échapper ainsi aux chances d'infection vaccinale accidentelle.

Dans le deuxième fait de Ceely, 4 piqûres sur 8 produisent des pustules vaccinales : elles se montrent groupées les unes à côté des autres, et se sont toutes développées sur les piqûres inférieures qui ont dû être faites les premières. On peut donc les considérer comme ayant la même origine que la pustule unique de la première expérience.

Mais enfin cette éruption consécutive à l'inoculation variolique simple selon Ceely, vaccino-variolique selon Chauveau, quels effets a-t-elle produit quand elle a été inoculée à son tour.

Eh bien, l'aide de Ceely, M. Taylor, qui s'inocula accidentellement cette lymphe prétendue vaccinale prit manifestement une variole, bénigne il est vrai — et plusieurs enfants inoculés avec le même liquide présentèrent une éruption consécutive vraiment différente de la vraie vaccine et se rapprochant beaucoup plus de la variole. Conséquemment nous pouvons conclure que la variole que Ceely a inoculée à la vache est restée variole chez cet animal comme dans les expériences de Lyon, et qu'elle est redevenue variole sur l'organisme humain où elle a été retransplantée.

Un médecin de Kasan, en Russie, Thiélé, aurait obtenu lui aussi la transformation de la variole en vaccin. Voici le compte rendu sommaire que Bouvier a présenté en 1864, à l'Académie de Médecine, des expériences de Thiélé :

« Au printemps de 1836, une épidémie de variole sévissait à Kasan; beaucoup de vaccinés furent atteints. M. Thiélé craignant un affaiblissement du vaccin, et voulant se procurer un moyen de conservation plus puissant, fit inoculer le virus varioleux à une vache par le Dr Fomin. Plusieurs enfants furent vaccinés avec le produit de cette inoculation.

« Ce nouveau virus fut transmis au Dr Thiélé et inoculé à d'autres enfants en sa présence. En 1839, ce virus en était à sa 75e génération et avait servi à vacciner plus de 3,000 individus. M. Thiélé avait fait en même temps pratiquer l'inoculation de la variole aux vaches dans plusieurs localités où l'on employa à des vaccinations le produit obtenu.

« En 1839, il fit répéter, sous ses yeux, avec le même succès, cette expérience de la variolisation de la vache. L'éruption produite chez l'homme ne différait pas de la vaccine ordinaire; elle était seulement plus intense et accompagnée de *plus de troubles de l'économie dans les premières inoculations*. Suivant l'auteur, le plus ou moins de gravité de la variole n'influe pas essentiellement sur le vaccin produit, car dans un cas où l'on prit du virus d'une variole confluente, dont l'enfant mourut, le liquide produit par la vache ne donna lieu qu'à une vaccine parfaitement naturelle.

« M. Thiélé recommande, pour réussir dans ces tentatives : 1° de choisir de préférence les vaches récemment vêlées, de quatre à dix ans, et qui aient des trayons blancs, afin de mieux voir les pustules; 2° de ne pas opérer l'hiver, de tenir l'animal dans une étable chaude, à la température d'environ 15° Réaumur, de le tenir comme à l'ordinaire et de le traire régulièrement; 3° d'inoculer à la partie postérieure du pis, afin que la vache ne puisse pas lécher la plaie, de faire des piqûres un peu plus profondes que chez l'homme en rasant d'abord les poils et de mettre un bandage ; 4° d'employer un liquide varioleux limpide, puisé dans des pustules transparentes, perlées, et de bien prendre le moment de s'en servir, ou, du moins, de ne pas inoculer un virus conservé depuis plus de dix à vingt jours. »

Bouvier ajoute que Thiélé décrit avec soin les phénomènes qu'on observe sur les vaches inoculées, mais il ne donne pas d'autres indications que celles-ci : « Que trois à six piqûres d'infection ne donnent ordinairement qu'une ou deux pustules. » Quant aux symptômes produits sur l'enfant et l'adulte par l'inoculation du vaccin variolique, le résumé de Bouvier n'en dit absolument rien.

Or, en l'absence des documents plus précis, l'incertitude la plus grande ne peut que planer sur ces faits. Comment les discuter? Comment les admettre d'autre part, puisqu'ils sont en contradiction formelle avec d'autres faits, tous les jours observés, et observés par un grand nombre de témoins ? Nous nous contentons de les signaler en leur refusant toute signification décisive.

Pour en finir avec ces expériences contradictoires nous allons rapporter l'analyse d'un mémoire du Dr Léonhard Voigt, intitulé *Vaccine et Variole* et paru en 1882, à Hambourg.

L'auteur reproche à la Commission lyonnaise de ne tenir aucun compte des résultats positifs obtenus par certains expérimentateurs et qui établissent que la variole peut se transformer en vaccine.

La variolo-vaccine obtenue en 1839, par Ceely, a

possédé exactement les mêmes propriétés que la lymphe vaccinale. Cette variolo-vaccine est devenue vaccine.

Le Dr Voigt pense donc que la transformation de la variole en vaccine est possible, mais il la considère comme rare et ignore complètement les conditions qui favorisent cette transformation et les lois qui la régissent.

Voici d'ailleurs, le contingent de faits qu'il apporte à l'appui de sa doctrine.

On peut distinguer, dit-il, trois sortes de maladies pustuleuses dans l'espèce bovine :

1° Une épizootie qui donne la variole à l'homme ;

2° La variole inoculée à l'animal et qui s'éteint après deux ou trois générations ;

3° La variolo-vaccine qui peut se reproduire indéfiniment et qui devient la vaccine.

Reiter est le seul médecin qui ait pu conserver indéfiniment la variolo-vaccine en l'inoculant à des animaux. En inoculant la variole à deux vaches il a obtenu une pustule dont la lymphe fut inoculée à un enfant : *celui-ci prit la variole.* Mais la même lymphe inoculée à des animaux donna enfin un véritable cowpox qui, transporté sur l'homme, agit comme le vaccin.

Répétant les mêmes expériences, l'auteur est arrivé aux résultats suivants.

L'auteur a obtenu, dans trois cas, les mêmes résultats que la Commission lyonnaise. Après l'inoculation de la variole humaine à des veaux il a observé exactement les mêmes phénomènes que signalé Chauveau : un léger dérangement intestinal, peu de fièvre, nodules aux points d'inoculation, nodules disparaissant au bout de 12 à 17 jours.

Mais, contrairement à l'opinion de Chauveau qui considère ce processus comme celui de la véritable variole bovine, Voigt en fait une forme avortée de la variolo-vaccine. Ces papules sont analogues, en effet, aux papules avortées qu'on obtient chez l'homme par une seconde inoculation de vaccine, et si l'on essayait de vacciner avec le produit des papules avortées obtenues après une vaccination on arriverait certainement à un maigre résultat.

Chauveau dit aussi que la variole inoculée à l'espèce bovine reproduit la variole sur l'homme. C'est vrai, dans la plupart des cas, parce que la variole n'est pas encore assez atténuée; mais il est possible de cultiver cette variolo-vaccine suffisamment pour obtenir sa transformation en vaccine.

C'est ce que l'auteur a tenté et voici la partie réellement neuve de son mémoire:

En inoculant la variole et la vaccine sur un même animal, mais sur des points différents et très éloignés les uns des autres, Voigt a obtenu le développement simultané de deux sortes de pustules. Le produit des pustules varioliques, transporté sur d'autres animaux, a fourni encore des pustules dont la lymphe s'est atténuée peu à peu par générations successives jusqu'à donner la variolo-vaccine dont la forme était celle figurée par Ceely.

C'est le 28 avril 1881 que l'auteur a inoculé à une génisse la lymphe variolique prise le 27 sur un homme. L'inoculation fut faite sur le côté gauche de l'hypogastre rasé et, en même temps, l'animal fut vacciné en un point très éloigné.

La vaccine détermina une belle éruption qui servit à

inoculer des enfants; résultats ordinaires d'une bonne vaccination.

Les piqûres de variole avortèrent, sauf une seule qui fournit une pustule de 4 millim., ronde, grisâtre, plate et sans ombilic. Le sixième jour elle avait 6 millimètres sans aréole bien marquée. L'auteur prit alors la lymphe qu'elle contenait pour l'inoculer à un veau âgé de 3 mois, au moyen de douze piqûres faites sur le scrotum.

Chez ce veau, peu de fièvre, diarrhée légère; le sixième jour, les pustules sont très belles et remplies d'un liquide clair. Vers le vingtième jour, les pustules desséchées commençent à tomber.

L'auteur a obtenu jusqu'au mois de décembre vingt générations successives de ce virus, en l'inoculant à des veaux, et, à ce moment, la lymphe obtenue ne pouvait plus être distinguée de la véritable lymphe vaccinale si ce n'est par une activité un peu plus forte.

L'auteur a essayé cette variolo-vaccine sur l'homme dès la deuxième génération. Un enfant fut inoculé avec la lymphe de la deuxième génération. Le septième jour, aux trois points d'inoculation, correspondent trois belles pustules vaccinales qui fournissent pendant cinq jours un liquide clair, et, à partir du douzième jour, elle commencent à dessécher. Dès le sixième jour, l'enfant à beaucoup de fièvre. Eczéma aigu au genou gauche. Le neuvième jour, tumeurs ganglionnaires sous l'aisselle du bras inoculé. Du douzième au seizième jour çà et là six petites nodosités qui disparaissent au bout d'une semaine.

En résumé, l'enfant a présenté des phénomènes qui se rapprochent davantage de la variole que de la vaccine.

La lymphe de la troisième génération fut inoculée à quatre enfants. Sur le premier, aucun résultat parce que le liquide vaccinal avait été mis dans un tube mal bouché.

Chez les trois autres, la lymphe conservée dix-sept jours a produit ses effets sans beaucoup de fièvre et sans apparition d'aucun exanthème généralisé.

Mais, chez tous les trois, il y eut des complications graves : l'un prit un érysipèle, l'autre une angine, le troisième, enfin, une pneumonie, mais aucun ne mourut.

La lymphe de la huitième génération a provoqué encore quelques complications, mais, d'après l'auteur, ces complications ne doivent pas être attribuées à la vaccination.

Voici les conclusions générales de l'auteur :

La variole humaine inoculée à l'espèce bovine produit ordinairement un exanthème noduliforme localisé aux points d'inoculation, non accompagné de fièvre et de symptômes éruptifs généraux. Les nodules fournissent une lymphe dont l'activité s'éteint sur les bêtes bovines. Cet exanthème représente la forme abortive de la variole bovine, il tombe du quatorzième au dix-septième jour.

Dans quelques cas rares, on obtient, au lieu de nodules, des pustules (pustules de variolo-vaccine) qui se dessèchent et tombent après trois semaines et qui fournissent une lymphe qui peut être transmise indéfiniment. Cette lymphe est l'origine d'une variété de cowpox très actif et représente la forme parfaite de la variole bovine.

La lymphe fournie par la forme abortive, comme celle de la variolo-vaccine renferme des germes de variole et peut devenir dangereuse pour l'homme.

Mais tandis que la forme abortive n'est pas susceptible de se transmettre successivement à plusieurs animaux, la forme parfaite ou variolo-vaccine se transmet indéfiniment et devient vaccine après quelques générations.

Ceci explique aussi la différence d'activité que présentent des vaccins d'origine différente. Sacco, par exemple, dit que la vaccine employée en Italie agit moins énergiquement que celle employée en Angleterre. Le cowpox dont a fait usage Woodwille (*Report of a series of inoculations of the variolæ vaccinæ*) n'était probablement que la première ou la deuxième génération de variolo-vaccine.

L'auteur ne connaît pas les conditions dans lesquelles il faut se placer pour éviter la forme abortive. Voici les remarques qu'il croit utile de faire connaître :

« 1° Puisque le cowpox est surtout fréquent pendant les saisons froides ; il est utile de placer les animaux inoculés dans un lieu frais et les inoculations doivent être faites sur des points découverts ;

« 2° Il considère les petites incisions faites à la peau, les scarifications comme le meilleur procédé pour faire réussir les pustules;

« 3° Il faut choisir la lymphe au moment où l'efflorescence se produit.

« Le cowpox dérivé de la variole ne doit être ememployé sur l'homme qu'après la cinquième génération. »

Les expériences de Voigt ne prouvent pas le moins du monde, selon nous, que la variole puisse se transformer en vaccine. Elles sont passibles des mêmes critiques formulées par Chauveau contre les faits de Ceely, à savoir, qu'une inoculation accidentelle a pu porter dans la plaie, par le fait d'une lancette mal essuyée, à la fois du virus vaccin et du virus variolique. D'autre part, en supposant que le mélange n'ait pas eu lieu, nous inclinerions à penser que cette culture simultanée, sur le même animal, du virus variolique et du virus vaccinal, a pu les influencer l'un et l'autre, et que la pustule variolique, par exemple, a été imprégnée de l'intérieur à l'extérieur par le virus vaccinal.

Cette hypothèse est d'autant plus probable que l'inoculation de la lymphe des premières générations, alors que la variole n'est pas encore éteinte chez le bœuf par les cultures successives, a provoqué des accidents reconnus par l'auteur et qui peuvent être rapportés à la variole. Au contraire, après la quatrième génération, quand la variole est définitivement éteinte, comme il résulte des expériences de la Commission lyonnaise, on n'obtient plus que les effets de la vaccine pure et nous voyons que les conclusions de Voigt ne diffèrent plus, en ce cas, de celles de Chauveau.

VI

Vaccine originelle — Chauveau — Microbe du Vaccin

Ce court résumé des points qui touchent à l'histoire scientifique de la vaccine resterait bien incomplet si nous ne rappelions, en terminant, le dernier Mémoire de M. Chauveau sur la *vaccine originelle (Revue mensuelle de médecine et de chirurgie*, 1877), et si nous ne signalions les recherches qui ont eu pour objet de démontrer la nature parasitaire du virus vaccin.

Dans son premier rapport fait au nom de la Commission lyonnaise, M. Chauveau avait émis des réserves au sujet de cette opinion de Jenner que le cheval était la vraie patrie de la vaccine naturelle. Il est revenu plus tard sur ce point délicat et par des expériences nombreuses, très intéressantes (notamment celles qui concernent l'éruption vaccinale généralisée), expériences où il recherchait comparativement l'aptitude vaccinogène dans les principales espèces vaccinifères, il est arrivé aux conclusions générales que voici :

« A. La vaccination classique prouve que les trois principales espèces vaccinifères, Homme, Bœuf, Cheval, se prêtent aussi bien les unes que les autres à la transmission indéfinie de la vaccine. Sous ce rapport, elles montrent une aptitude vaccinogène égale. L'une d'elles cependant, le Cheval, se distingue par la fréquence relative des vraies éruptions vaccinales généralisées, qui, chez les jeunes sujets, peuvent survenir à la suite des inoculations cutanées.

« B. Lorsqu'au lieu d'insérer le virus vaccin dans le corps muqueux du derme, on le fait pénétrer par la voie du tissu conjonctif sous-cutané, le virus manifeste son action par deux sortes d'effets positifs communs aux trois espèces : il se développe une tuméfaction locale plus ou moins marquée, et les sujets acquièrent l'*immunité vaccinale*, absolument comme s'ils avaient subi la vaccination classique. Ce double résultat s'obtient également bien dans les trois espèces, ce qui les rapproche encore les unes des autres, par un certain côté, au point de vue de l'aptitude vaccinogène.

« C. Ces effets communs et constants ne sont pas les seuls que produit l'injection du virus vaccin dans le tissu conjonctif. Chez les sujets de l'espèce chevaline, surtout les jeunes, il survient quelquefois de magnifiques exanthèmes pustuleux, qui, par leur siège et l'ensemble des autres caractères, ne diffèrent en rien des éruptions de horse-pox naturel.

« Jamais ces exanthèmes vaccinaux n'ont été observés dans les expériences faites sur les sujets de l'espèce bovine, et ces expériences, dont le nombre est considérable, ont été faites dans les conditions réputées les plus favorables au développement dit spontané du cowpox.

« On n'a pas vu davantage ces exanthèmes sur l'espèce humaine; mais le nombre des tentatives faites pour les produire est fort restreint.

« De ces résultats négatifs, constatés dans l'Homme et le Bœuf, on n'est pas autorisé à conclure que ces deux espèces sont rebelles à la manifestation de l'exanthème vaccinal, dans les conditions précitées. Mais ils démontrent ce fait important, que l'organisme du Cheval possède, sous le rapport de l'aptitude au développement de cet exanthème, une incontestable supériorité.

« D. Cette supériorité se révèle de la même manière dans les expériences où le vaccin est introduit directement au sein des vaisseaux lymphatiques ou sanguins, ou pénètre par les voies naturelles de l'absorption. L'injection intra-veineuse du vaccin, la plus sûre et en même temps la plus facile de ces expériences, ne paraît pas même capable de produire l'immunité vaccinale, chez les animaux de l'espèce bovine. Chez le Cheval, non seulement elle fait naître cette immunité, mais elle provoque assez souvent l'éruption d'exanthèmes vaccinaux, *facsimile* exacts de ceux de la maladie naturelle.

« E. Les résultats de cette étude expérimentale montrent, au moins aussi bien, sinon mieux, que l'observation clinique, que le Cheval possède une aptitude spéciale au développement naturel ou spontané de la vaccine, soit sous l'influence de contagiums occultes, soit par l'intervention problématique de tout autre cause équivalente, qui reste à déterminer.

« L'espèce bovine est bien loin de manifester une pareille aptitude à l'évolution de la vaccine naturelle. On peut même dire hardiment que, sous ce rapport, le Bœuf n'est pas supérieur à l'espèce humaine. Tout au moins est-il certain que l'infériorité de celle-ci sur celui-là n'est pas démontrée.

« D'après cette étude, pleinement confirmée par les faits cliniques, l'organisme du Cheval serait donc, conformément aux vue de Jenner, la vraie patrie de la vaccine naturelle.

« C'est là qu'il faut aller chercher cette précieuse maladie, si l'on veut trouver au plus haut degré d'activité, et la maladie elle-même, et son virus si heureusement transformé en agent prophylactique. »

Et maintenant qu'est-ce que le vaccin? Quel est l'élément spécifique dont la présence, dans tout liquide d'inoculation vaccinale, forme la condition indispensable de son action virulente? On sait aujourd'hui, à n'en pas douter, que c'est un microbe de l'espèce *micrococcus*.

Dès 1841, Gluge, professeur à l'Université de Bruxelles,

décrivait dans le liquide des pustules vaccinales de petits cristaux brillants qui lui permettait de distinguer, au témoignage de Magendie, le vaccin de toute autre humeur morbide, et auxquels il attribuait vraisemblablement les qualités propres du vaccin.

« Mais c'est à Keber que revient l'honneur d'avoir, le premier, cherché à se rendre compte de la nature de ces granulations brillantes, en cherchant à les séparer de la lymphe vectrice, par différents procédés de filtrage. Il réussit assez bien dans ses essais pour constater que l'inoculation de la lymphe vectrice de ces granulations ne donne aucun résultat quand elle en est privée. » (Warlomont.)

D'autre part, M. Chauveau dont les belles études sur la *nature des virus* (*Ac. des Sciences*, 1868) ont ouvert la voie en France à toutes les recherches si fécondes sur la nature parasitaire des maladies virulentes, arrivait à des résultats très nets sur la détermination de la partie active des humeurs virulentes.

Par des procédés extrêmement délicats d'analyse, ayant tous pour objet de pratiquer l'isolement des particules solides des humeurs virulentes, il avait pu déclarer :

Que la virulence ne réside pas dans les liquides ; qu'elle est fixée sur les parties solides, particulièrement sur les granulations ; que celles-ci sont libres ou enfermées dans le protoplasma des éléments ; qu'elles sont spécifiques sans qu'on puisse malheureusement les distinguer de celles qui ne le sont pas.

Les recherches ultérieures devaient achever cette distinction et révéler que les *granulations actives* sont des microbes, c'est-à-dire des organismes probablement végétaux, parasitaires, infectieux.

Les microbes du vaccin ont été bien décrits par Klebs, qui a signalé, comme étant un de leurs caractères propres, cette particularité de se mettre en groupes de quatre à ce point qu'ils mériteraient le nom de *micrococcus quadrigeminus*.

Dans la séance de la Société de Biologie de Paris, du 20 juillet 1882, M. Strauss a présenté diverses préparations microscopiques de la pustule vaccinale du veau. On y voit de nombreux micrococcus colorés en bleu par le violet de gentiane, disposés en amas compacts ou en séries linéaires, suivant les espaces lymphatiques. Leur nombre et leur position dans l'épaisseur de la couche de Malpighi et du derme lui-même varient suivant l'époque d'évolution de la pustule du cowpox. Vers le sixième ou le septième jour, toute l'épaisseur du derme est envahie par les colonies de micrococcus.

On peut lire dans le *Traité de la Vaccine*, de Warlomont, une excellente analyse du travail de Pincus (Berlin, 1882), sur le développement des microbes dans les pustules vaccinales, et sur leur rôle par rapport aux altérations que présentent les éléments anatomiques.

Mais, jusqu'à ces derniers temps, on n'était pas parvenu à cultiver le micrococcus de la vaccine en dehors de l'organisme. Cette lacune importante vient d'être comblée par M. C. Quist, d'Helsingfors (Finlande). C'est du moins ce qu'il nous apprend dans un article paru dans la *Gazette hebdomadaire* (n° 6, 1884) sous ce titre : *De la culture artificielle du vaccin*.

En examinant attentivement le liquide vaccinal au microscope, M. Quist a trouvé, en outre de micrococcus nombreux, quelques bacilles qu'il considère comme une des formes du développement ultérieur des micrococcus.

Ces parasites, il est parvenu à les cultiver artificiellement dans un liquide de culture. D'après ses expériences, deux conditions sont indispensables : le libre accès de l'oxygène ou de l'air atmosphérique, et un liquide nourricier approprié.

Sans oxygène, en effet, pas de développement possible des organismes du vaccin qui sont des aérobies. La preuve, c'est que dans des tubes capillaires complètement remplis et bien fermés des deux bouts, les microbes périssent beaucoup plus vite que dans des tubes d'un plus grand diamètre et non bouchés, tout au contraire de l'opinion la plus répandue sur la conservation du vaccin.

L'albumine est l'élément essentiel du liquide nourricier, il y ajoute de la glycérine pour empêcher la dessication, et du carbonate de potasse pour avoir une réaction alcaline, un milieu acide étant défavorable au développement des micrococcus.

Voici la composition de ce liquide nourricier :

Serum du sang de bœuf. . . .	1	partie
Glycérine.	1	—
Eau distillée.	1	—
Carbonate de potasse.	1/000	—

La stérilisation nécessaire des solutions nourricières a été effectuée en les chauffant et en les maintenant pendant une demi-heure, trois jours de suite, à une température de 60 degrés Cels.

Pour semences, il choisit des fragments de pustule vaccinale, du troisième au dixième jour, c'est-à-dire avant le dessèchement de la pustule, il les nettoie avec soin ainsi que leurs environs immédiats, puis il enlève un fragment de son épiderme, amolli et un peu épaissi à cette époque, et le lave encore à l'eau, après quoi il le dépose immédiatement ou au bout d'un ou deux jours dans le verre destiné à la culture.

S'il veut transformer en peu de temps une grande quantité de solution nourricière en vaccin actif, il emploie des verres de montre placés à découvert sous une cloche de verre à l'intérieur de laquelle est maintenue une humidité suffisante.

Au contraire, s'il s'agit d'obtenir une culture plus durable, mais qui ne doive pas fournir une aussi grande quantité de virus à la fois, il fait usage de tubes courts ayant un centimètre à un centimètre et demi de diamètre transversal. Ces tubes portent sur un de leurs côtés une petite ouverture pour ménager l'entrée de l'air, et sont fermés par un bouchon de liège stérilisé en le faisant bouillir dans de la paraffine.

Au bout de huit à dix jours la surface du liquide est couverte dans toute son étendue comme de fines écailles qui, cependant, ne forment pas une couche cohérente, mais sont plutôt isolées. Au microscope, ces écailles renferment d'innombrables micrococcus. Avec ce liquide, M. Quist fit treize expériences, et les enfants inoculés prirent une belle éruption vaccinale.

En ajoutant à la solution de culture une partie de glycérine, deux parties d'eau et un peu de carbonate de potasse, il la rendit impropre à la nutrition des micrococcus. Aussi sur quatre piqûres faites au bras d'un enfant avec ce liquide ainsi modifié n'obtint-il qu'une seule petite pustule vaccinale, tandis que sur l'autre bras les quatre piqûres avec la solution ordinaire donnèrent quatre belles pustules.

En ajoutant au liquide de culture de temps à autre des éléments nourriciers, M. Quist a pu conserver une solution active pendant deux mois, du 18 septembre au 18 novembre.

Si l'avenir confirme ces importants résultats, un progrès considérable sera réalisé; on conçoit sans peine l'utilité pratique d'un tel procédé qui permettrait de conserver indéfiniment le virus vaccin cultivé dans un milieu dégagé de toute promiscuité suspecte [1].

[1] Nous devons à la bienveillance de notre maître, M. le professeur Bouchacourt, la communication de documents très complets et très intéressants sur une tentative faite à Lyon, il y a une trentaine d'années, tentative qui avait pour but de vacciner avec du virus variolique atténué par sa dilution dans du lait. Les résultats ne furent pas encourageants, et la méthode bien vite abandonnée. A ce premier essai d'atténuation des virus se rattachent en particulier les noms de MM. Bouchacourt, Colrat, Lavirotte et Boussuge.

CHAPITRE II

Nouvelles expériences sur les rapports de la Variole et de la Vaccine

Il est dès maintenant évident que l'organisme du cheval pas plus que celui du bœuf n'est apte à transformer en vaccine la variole qui lui a été confiée par inoculation.

Sur ce point, les expériences répétées de la Commission lyonnaise ne laissent subsister aucun doute. Quant aux faits contraires de Ceely, de Thiélé, de Voigt, ils ont été ou mal observés ou mal interprétés — parce qu'enfin, si l'on a pu dire des théories et des doctrines métaphysiques : *Vérité au deçà des Pyrénées, erreur au delà*, pour les faits expérimentaux de tels accommodements ne doivent pas être admissibles : ils sont où ils ne sont pas.

Mais il reste à savoir de quelle façon se comporteraient les organismes du cheval ou du bœuf par rapport au virus variolique reçu par voie d'absorption générale.

En face des merveilleuses découvertes dont la science a

enrichi, ces dernières années, l'histoire des maladies virulentes, ce problème s'impose et demande une solution expérimentale. Nous savons aujourd'hui, par des exemples nombreux, que les virus agissent d'une façon bien différentes selon une foule de conditions tenant aux milieux de culture, au choix de la matière virulente et au point d'insertion des produits inoculés. Relativement à cette dernière cause, le mode particulier d'introduction des agents virulents, nous devons signaler l'influence de la voie sanguine sur plusieurs virus. Et pour ne pas sortir de notre sujet, M. Chauveau n'a-t-il pas démontré que si la transmission de la vaccine d'un sujet à un autre, par inoculation sous-épidermique, était aussi bien assurée chez le bœuf que chez le cheval, il n'en était plus ainsi quand l'injection du virus était opérée directement dans les vaisseaux lymphatiques ou veineux. L'inoculation, dans ce cas, non seulement confère l'immunité au cheval, mais encore provoque assez souvent l'éruption d'exanthèmes vaccinaux, *fac simile* exacts de ceux de la maladie naturelle, tandis qu'elle n'amène aucune éruption et ne paraît pas même capable de produire l'immunité vaccinale chez des animaux de l'espèce bovine.

MM. Arloing, Cornevin et Thomas ont démontré que le microbe du charbon symptomatique se comporte tout différemment suivant qu'il est inoculé dans le tissu cellulaire ou introduit dans le sang par une injection.

Dans le premier cas, les accidents sont mortels ; dans le deuxième cas, au contraire, les phénomènes généraux sont à peine marqués et l'organisme bénéficie désormais de l'immunité contre toute tentative de contagion charbonneuse.

Nous pourrions multiplier les exemples de cet ordre et citer les expériences de Chauveau, Bouley et Burdon-Sanderson, en Angleterre, qui confèrent aux vaches l'immunité contre la pleuro-pneumonie épizootique par l'injection intra-veineuse du liquide virulent ; celles de Galtier sur la rage, enfin celles de Chauveau et Arloing sur la septicémie gangréneuse.

La conclusion de tous ces faits, c'est que le milieu sanguin atténue très notablement certains virus, *parmi lesquels la vaccine.*

Mais l'atténuation des virus, on l'obtient encore, comme cela a été démontré pour le choléra des poules, le charbon et le rouget du porc, par des procédés artificiels de culture, et, sous cette dernière forme, les virus préservent, les animaux inoculés, de la maladie à laquelle on les a empruntés.

« Un grand secret se dévoilait ainsi. Le moyen était découvert d'accommoder l'activité des virus à la résistance vitale, de transformer la maladie mortelle qu'il cause, quand il est dans sa pleine puissance, en une maladie compatible avec la conservation de la vie, et de faire bénéficier l'organisme des effets de cette maladie, en l'investissant de l'immunité qui lui fait suite.

« Ce n'est pas tout. Les recherches de Pasteur sur le microbe du choléra des poules l'ont conduit à la constatation de ce fait bien inattendu que le microbe qu'on a destitué de l'excès de son énergie par l'exposition au contact de l'air pur du liquide où il a été ensemencé, pouvait faire souche de microbes dans lesquels l'énergie de la virulence se trouve contenue dans les limites mêmes où elle a été réduite, et qu'il est ainsi possible de constituer des races spéciales de microbes, pour ainsi dire assujettis, domestiqués, appropriés aux usages de l'homme, devenu maître de profiter de ce qu'ils ont conservé de puissance pour en faire un moyen de préservation contre les atteintes de la contagion naturelle dont les microbes sont les instruments. » — Bouley.

Ces données récentes, l'analogie étroite qui résulte de la comparaison entre un virus actif, ce même virus atténué, et la variole et la vaccine, soulèvent de nouveau, avec un pressant intérêt d'actualité, la question qu'on croyait définitivement résolue, de l'identité de la variole et de la vaccine.

Aux dualistes, les unicistes ne manquent pas de répéter : « Vos conclusions ne sauraient être définitives : tant que vous n'aurez pas expérimenté sur de nouvelles bases, nous vous soutiendrons que la variole s'atténue en vaccine, comme il arrive pour le choléra des poules, le charbon et le rouget du porc.

« Et lorsque nous voyons les différences qui existent aussi bien chez l'homme que chez la vache ou le cheval entre les affections variolo-vaccinales, suivant qu'elles se développent par absorption générale ou par insertion locale, il nous est bien permis de dire qu'avant de conclure, vous avez nombre de lacunes à combler.

« En faveur de notre hypothèse qui concorde avec tout ce que nous savons des autres affections de même ordre, il y a déjà ce fait expérimental. La température normale de l'homme est de 37°, celle du cheval de 38° et celle de la vache de 39°. Or, la variole, très virulente chez l'homme, s'atténue sensiblement déjà, en devenant horse-pox, mais plus encore quand elle se transforme en cowpox.

Eh bien ! si nous raisonnons par analogie, la raison de cette déchéance de la virulence ne nous est-elle pas fournie par l'écart thermal ?

« Quant à cette objection, que la variole devenue vaccine sur sa terre d'exil, en revenant dans sa patrie, y reprendrait ses caractères et ses propriété, n'est-il pas démontré par les expériences de Pasteur, que le microbe, privé de son excès d'énergie, peut faire souche de microbes domestiqués dans lesquels l'énergie de la virulence demeure dans les limites mêmes où elle a été réduite, de sorte qu'on peut constituer des races spéciales n'ayant conservé que le degré de virulence nécessaire pour pouvoir être utilisées comme vaccins. »

C'est pour apporter notre tribut à l'éclaircissement du problème qu'à l'instigation et sous la surveillance continuelle de notre éminent maître, M. le professeur Chauveau, nous avons tenté sur le cheval l'inoculation de la variole par la voie intra-veineuse.

Le choix du cheval était tout indiqué : c'est l'animal vaccinogène par excellence, et si la variole doit quelque part se transformer en vaccine, c'est assurément dans cet organisme qui présente un milieu si complètement favorable au développement et à l'évolution de cette dernière.

La méthode des injections intra-veineuses ne s'imposait pas moins clairement, parce que de tous les modes de contagion autres que la peau, c'est le plus sûr et le plus précis, beaucoup plus sûr et plus précis que l'infection par les voies respiratoires ou les voies digestives, et parce que le milieu sanguin exerce sur certains virus, nous en avons donné des exemples, une influence lénitive des plus manifestes. Dans la veine jugulaire du bœuf, la vaccine injectée reste sans effets ; or, si la vaccine est vraiment le diminutif de la variole et en procède comme d'un ancêtre, c'est dans le milieu sanguin du cheval que cette dernière marquera la première étape de sa déchéance.

Nous avions commencé nos recherches quand un savant belge, M. Warlomont, l'auteur d'un excellent *Traité de la vaccine*, présenta à l'Académie de médecine de Paris une communication sur le même sujet. Voici d'abord le résumé de ses expériences, l'exposé des nôtres viendra ensuite.

M. Warlomont, qui est un fervent uniciste, a poursuivi deux séries d'expériences. Dans la première série qui compte 16 cas, par des injections intra-veineuses et intra-cellulaires de variole sur le cheval, puis par la contamination variolique, par voie atmosphérique du même animal, à l'aide de matières virulentes inspirées sous la forme de poudres fines, il a cherché la transformation de la variole en vaccine. Déçu dans ses espérances, il a tenté dans la deuxième série de faits de démontrer que l'organisme du cheval est pour la culture du vaccin, un détestable terrain.

Entre tous ces faits, nous ne rapporterons que ceux qui ont trait à l'injection intra-veineuse de variole :

Expérience VI. — *16 juillet.* — Cheval hongre, cinq ans. Une injection, composée du contenu d'un tube de matière variolique étendu de cinq gouttes d'eau, est faite dans la veine sous-cutanée médiane de l'avant-bras, soigneusement et complètement mise à nu.

16 au 21 juil. — Rien. La plaie cutanée se cicatrise.

1er août. — De nombreuses petites papules se montrent sur tout le corps, principalement sur les côtés de la poitrine et aux flancs ; on les voit manifestement à distance, parce que le poil est hérissé en petites houppes aux points correspondants. Quelques jours plus tard, les mèches de poils se sont détachées et sont tombées, emportant une petite plaque épidermique, ainsi qu'on l'observe souvent sur les chevaux atteints de gourme.

Exp. VII. — *10 juillet.* — Cheval hongre, cinq ans. Nous mêlons cinq gouttes d'eau à la lymphe variolique retirée de deux tubes cylindriques, et nous injectons ce mélange dans la veine angulaire gauche de l'œil, préalablement mise à nu avec soin. Hémorrhagie assez forte par la piqûre.

10 juil. — Tuméfaction à l'endroit du traumatisme, qui diminue bientôt.

23 juil. — Plaie cicatrisée.

23 au 10 août. — Aucuns phénomènes locaux ni généraux. Résultats entièrement négatifs.

Exp. VIII. — *10 juillet.* — Jument, quatre ans ; pouls, 44 ; température, 38 degrés. Nous faisons dans la veine sous-cutanée médiane de l'avant-bras droit, après avoir mis préalablement la veine à nu, une injection de matière variolique étendue d'environ moitié d'eau ; le liquide n'a pas eu le moindre contact avec la peau.

La plaie cutanée est entrée rapidement en voie de cicatrisation à la façon d'une plaie simple.

Quant aux phénomènes généraux, il ne s'en est produit aucun, si ce n'est que :

1er août. — *Les poils sont soulevés en nombreuses petites mèches*, ainsi qu'on l'observe fréquemment pendant la gourme du cheval. Les jours suivants, ces mèches se redressent de plus en plus, puis finissent par se détacher en emportant une petite plaque d'épiderme, laissant à leur place une très légère élevure que perçoit le doigt passé par dessus, et dont il n'est pas possible de définir le caractère.

Exp. IX. — *6 août.* — Cheval de sept ans. Injection d'un tube de matière variolique pure dans la veine angulaire de l'œil du côté droit.

Résultat absolument négatif.

Voici les conclusions que M. Warlomont tire de ses expériences :

« Ces expériences, on le voit, ne nous ont pas donné la solution que nous leur avions demandée. Ni l'injection intra-veineuse, ni les injections intra-cellulaires, ni l'introduction par les voies digestives ou respiratoires, de la matière variolique, ne nous ont procuré d'éruption ayant le caractère de la pustule variolique ou de la pustule vaccinale. Dans trois cas seulement — une fois à la suite de l'injection intra-veineuse et deux fois après l'injection intra-vasculaire — l'effort vers la peau a paru se manifester par de nombreuses papules disséminées sur tout le corps ; mais ces papules sont demeurées sans caractère déterminé, et n'ont fourni qu'une courte carrière dépourvue de toute signification.

« Les animaux ainsi traités s'en trouvaient-ils au moins investis d'immunité, variolique ou vaccinale ? Encore que l'analogie permette de le supposer, par ce qui s'observe sur les bovidés, le contrôle direct nous a été refusé, les inoculations même, de matière tant vaccinale que variolique, ayant rencontré, sur nos équidés, d'imperturbables résistances. Ainsi, sur cinq cas d'inoculation épidermique de matière variolique, il ne nous a pas été donné d'observer une seule pustule spécifique : à peine quelques nodules ou quelques croûtes, disparaissant prématurément. Dans ces conditions, la constatation de l'immunité était matériellement impossible et l'on est encore, à cet égard, réduit à l'hypothèse. Une seule conclusion peut être légitimement tirée de ces faits : l'organisme du cheval se prête mal à l'admission du principe variolique, sous quelque forme et à quelque porte qu'on le présente. »

Dans l'unique but de confirmer expérimentalement cette assertion il inocule la variole à vingt-quatre chevaux et conclut encore que « *l'organisme du cheval est, pour la culture du vaccin, un détestable terrain.* »

M. Warlomont termine son mémoire sur ces lignes dont les dernières sont un hommage rendu au génie scientifique de la France. Nous les consignons avec d'autant plus de plaisir et de reconnaissance que les savants étrangers deviennent aujourd'hui moins coutumiers de semblables témoignages en faveur de notre pays.

« Quoi qu'il en soit, avons-nous dit précédemment et devons-nous répéter aujourd'hui, force nous est, pour le présent, de considérer l'idée de l'unicité comme une hypothèse simple. Hypothèse respectable, toutefois, car il n'en est aucune autre qui donne, aussi bien qu'elle, la clef du problème complexe dont nous recherchons la solution.

« Cette solution, nous en avons la confiance, l'avenir nous la réserve. Je voudrais bien mettre sur le compte de notre impéritie l'impuissance de nos efforts, mais la collaboration élevée sur laquelle ils s'appuient m'interdit cet acte de modestie. Peut-être M. Chauveau, s'il voulait bien tenter au moyen de la variole ce qu'il a fait avec succès au moyen de la vaccine, serait-il plus heureux que nous n'avons été. Personne plus que nous ne s'en applaudirait Nous lui passons la main.

« Nous ne pouvons oublier d'ailleurs que c'est de la France que nous sont venues les vives lumières qui éclairent aujourd'hui la question des virus. On a pu lui enlever des provinces ; quelques velléités qu'on en témoigne, on ne lui volera pas cette gloire. »

Nous verrons plus loin l'interprétation qui nous semble devoir être donnée de ces faits : qu'on nous permette seulement, avant de les discuter, d'exposer nos propres résultats, mais auparavant il est bon de donner quelques détails sur les précautions, employées pour la récolte du liquide variolique et le manuel opératoire de l'injection.

Le liquide variolique a toujours été pris sur des enfants du service de M. Colrat, à l'hospice de la Charité ou bien sur des adultes du service spécial de M. Vinay, à l'hospice de la Croix-Rousse. Autant que possible nous avons choisi des pustules jeunes dont le contenu était limpide : plusieurs fois cependant nous avons dû employer du liquide déjà purulent.

La matière virulente était recueillie dans des pipettes flambées avec toutes les précautions antiseptiques d'usage, et les tubes aussitôt fermés à la lampe.

L'inoculation a été faite le plus souvent, le jour même de la récolte, quelquefois le lendemain ou le surlendemain, rarement après plusieurs jours.

Pour pratiquer l'injection intra-veineuse, nous nous sommes servis d'une seringue de Pravaz ordinaire, munie d'une canule très fine et très longue : seringue, canule et trocart ont toujours été soigneusement lavés et flambés avant chaque opération. De plus les mêmes instruments n'ont jamais servi à d'autre usage qu'à nos expériences.

Les injections ont toujours été faites à la veine jugulaire du cheval, après incision préalable de la peau, sur une petite étendue ; le trocart, profondément enfoncé dans la veine ne recevait la canule qu'après l'issue de quelques gouttes de sang.

Expérience I. — *29 octobre 1883.* — Vieux cheval. Injection d'une demi-seringue de pus variolique. Aussitôt après l'opération on prend la T° qui est de de 40°2. — 40 pulsations. Les mouvements respiratoires font penser qu'il est emphysémateux.

30 octobre 1883	— T° rectale	matin	38°7	soir	39°4
31 —	—	—	38°9	—	39°4
1er novembre 1883	—	—	38°	—	39°
2 —	—	—	38°8	—	39°1
3 —	—	—	38°6	—	39°1

L'examen minutieux du cheval aux lieux d'élection : naseaux, lèvre, périnée, bourses, jambes, ne permet pas de reconnaître la moindre trace d'éruption ; ce même jour on refait au même cheval une seconde inoculation intra-veineuse d'une demi-seringue de liquide variolique.

4 novembre	matin	38°2	soir	38°8
5 —	—	38°7	—	39°5
6 —	—	38°5	—	39°1
7 —	—	38°6	—	39°2
8 —	—	38°7	—	38°5
9 —	—	39°5	—	39°8
10 —	—	38°3	—	39°

Toujours aucune trace d'éruption aux lieux d'élection.

La T° n'a pas été prise le 11 et le 12 novembre, le cheval ayant été amené de l'École vétérinaire au laboratoire de la Faculté de médecine. A partir du 13 elle ne fut prise qu'une fois par jour le matin ; la T° du 13 est celle du soir.

13 novembre	soir	39°3
14 —	matin	38°7
15 —	—	38°3
16 —	—	38°3
17 —	—	38°7
18 —	—	38°5
19 —	—	38°4

Pas de traces d'éruption, celle-ci uniquement cherchée aux lieux d'élection. Le cheval est vacciné (6 piqûres au cou, 6 piqûres au nez) avec du vaccin animal recueilli depuis 14 jours.

21 novembre. — Vaccination au nez (3 piqûres) avec du vaccin humain.

24 nov. — Très belle éruption vaccinale au nez, moins belle au cou où deux piqûres n'ont rien donné.

25 nov. — Après avoir lavé avec soin les pustules avec de l'eau phéniquée, on recueille le liquide vaccinal dans des pipettes flambées et fermées à la lampe.

26 nov. — Inoculation avec le liquide recueilli le 25, de cinq vaches à la ferme expérimentale de l'École vétérinaire.

1er décembre. — La vaccination a parfaitement réussi sur toutes les vaches. Elle est particulièrement remarquable sur un jeune taurillon.

EXP. II. — *3 novembre 1883.* — Vieux cheval, injection intra veineuse d'une demi-seringue de pus variolique.

3 novembre	T° rectale				soir	38°0
4	—	—	matin	36°5	—	38°4
5	—	—	—	37°7	—	38°3
6	—	—	—	38°	—	38°7
7	—	—	—	38°	—	38°0

L'examen minutieux des lieux d'élection n'a pas permis jusqu'à ce jour de reconnaître la moindre trace d'éruption.

8 novembre,	matin	38°1	soir	38°4
9 —	—	37°	—	38°4
10 —	—	38°	—	38°5

La T° n'a pas été prise le 11 et le 12. Le cheval est amené de l'École vétérinaire au laboratoire de médecine expérimentale de la Faculté de médecine, à partir du 13, la T° n'est prise qu'une fois par jour.

13 novembre, soir 38°

Toujours aucune trace d'éruption, réinoculation intra-veineuse d'une demi-seringue de liquide variolique.

14 novembre,	matin	30°2
15 —	—	38°2

Aujourd'hui le cheval est mal en train, peu d'appétit.

16 novembre.	38°2
17 —	39°2
18 —	38°7
10 —	38°6

Pas de traces d'éruption, toujours recherchée avec grand soin, et tous les jours aux lieux d'élection; inoculation (3 piqûres au cou, 5 au nez) avec du vaccin animal recueilli depuis 14 jours.

21 nov. — Vaccination au nez avec du vaccin humain.

24 nov. — Belle éruption vaccinale au nez seulement, rien au cou.

25 nov. — On recueilli le vaccin dans des pipettes flambées.

26 nov. — Vaccination avec le liquide recueilli la veille de cinq vaches de la ferme expérimentale de l'École vétérinaire.

1er décembre. — L'inoculation a réussi; mais, en général, l'éruption est moins belle que pour les vaches vaccinées avec le vaccin du cheval de l'exp. I.

Exp. III. — *17 novembre 1883.* — Cheval bai, jeune. Injection intra-veineuse d'une pleine seringue de liquide variolique.

17 novembre,	T° rectale	soir	37°3
18 —	—	matin	37°5
10 —	—	—	37°6
20 —	—	—	37°0
21 —	—	—	38°

Aucune trace d'éruption aux lieux d'élection.

22 novembre,	T° rectale	matin	27°6
23 —	—	—	37°5

24 novembre, T° rectale		matin	37°5
25 —	—	—	37°4
26 —	—	—	37°5

Jusqu'à ce jour aucune trace d'éruption n'a pu être observée aux lieux d'élection ; à partir du 26, on ne prend plus la température. D'ailleurs, comme dans les trois expériences précédentes, elle n'a pu fournir aucun renseignement utile pour les expériences suivantes ; elle n'a plus été notée régulièrement.

11 décembre. — Vaccination au nez, 7 piqûres, avec du vaccin humain de très bonne qualité.

19 déc. — La vaccination n'a donné aucun résultat, pas même de fausse vaccine.

Exp. IV. — *4 décembre 1883.* — Cheval bai, jeune, portant un éléphantiasis à la jambe.

Injection intra-veineuse d'une demi-seringue de pus variolique.

12 déc. — Pas la moindre trace d'éruption aux lieux d'élection. Nouvelle injection intra-veineuse d'une demi-seringue de pus variolique.

6 janvier. — On n'a encore pu constater, malgré un examen minutieux fait tous les jours, aucune trace d'éruption aux lieux d'élection. Vaccination au nez et au cou, avec trois sortes de vaccin : d'enfant, de cheval et du cowpox, provenant du laboratoire municipal de Lyon.

Avec les mêmes vaccins on inocule un cheval blanc (Exp. V) et un cheval morveux.

12 janv. — 2 boutons seulement de vaccins, dont l'un très éphémère. Ces boutons correspondent aux piqûres faites avec le cowpox.

Le même cowpox a très bien pris sur le cheval morveux et a paru échouer sur le cheval blanc (Exp. V).

14 janvier. — Avec le liquide de la seule pustule restante on inocule un âne et le cheval blanc (Exp. V); ce même cheval blanc et l'âne sont aussi inoculés le même jour avec le vaccin du cheval morveux.

23 janv. — Sur le cheval blanc, résultat négatif pour les deux vaccins.

Sur l'âne, le vaccin du cheval bai a nettement pris, le vaccin du cheval morveux donne des résultats douteux : papules avec croûtes ; rien qui ressemble aux vraies pustules vaccinales.

Exp. V. — *1 décembre 1883.* — Cheval blanc, vieux, injection intra veineuse d'une demi-seringue de pus variolique.

12 déc. — Petite nodosité au niveau du point où l'injection a été faite, nulle trace d'éruption aux lieux d'élection. Réinoculation d'une demi-seringue de pus variolique.

6 janvier. — Toujours aucune trace d'éruption. La petite nodosité située au niveau de la veine jugulaire tend à se résorber. Vaccination au nez et au cou avec trois sortes de vaccin : d'enfant, de cheval et du cowpox, provenant du laboratoire municipal de Lyon.

Le même jour avec le même vaccin on inocule un cheval morveux et le cheval bai (Exp. IV).

Voir exp. IV pour les résultats sur ces deux derniers.

12 janv. — 2 boutons seulement, très petits, très éphémères.

14 janv. — Les 2 boutons ont disparu sans former de pustules. Revaccination avec le liquide des pustules du cheval morveux et du cheval bai.

Exp. IV. — *23 janvier.* — Résultat négatif pour les deux vaccins.

Exp. VI. — *10 janvier 1884.* — Cheval blanc, vieux. Injection intra-veineuse d'une demi-seringue de liquide variolique.

19 janv. — Le cheval meurt des suites d'un accident.

Exp. VII. — *16 janvier 1884.* — Cheval bai, jeune. Injection intra-veineuse de trois quarts de seringue de liquide variolique.

23 janv. — Aucune trace d'éruption aux lieux d'élection. Bon état général.

1er février. — Toujours pas de traces d'éruption, réinoculation intra-veineuse d'une pleine seringue de liquide variolique.

6 fév. — Aucune trace d'éruption aux lieux d'élection, mais on découvre par hasard sur tout le corps, mais principalement sur la fesse droite un grand nombre de *petites papules;* en d'autres points il y a déjà quelques croûtes jaunes surmontées de faisceaux de poils agglutinés, on enlève facilement le tout et on laisse à nu une petite plaie épidermique.

11 fév. — L'éruption s'est maintenue jusqu'à ce jour, la plupart de ces papules, devenaient vésiculeuses, puis formaient une croûte s'enlevant facilement avec la houppe de poils agglutinés qui la surmontaient. Un certain nombre de ces papules ont aussi paru se résorber sans devenir vésiculeuses. Vaccination avec du vaccin d'enfant au cou et au nez, avec le même vaccin on inocule une vache et une jument (Exp. IX).

16 fév. — La vaccination n'a fourni aucun résultat. La vache, au contraire, inoculée le même jour avec le même vaccin présente une belle éruption vaccinale.

19 fév. — Revaccination avec du cowpox de bonne qualité provenant du laboratoire municipal de Lyon.

20 fév. — Petites papules au niveau des piqûres.

21 fév. — Les papules ont un peu grossi.

23 fév. — Les papules se résorbent sans donner lieu à des pustules vaccinales.

26 fév. — Les papules sont complètement résorbées. En somme le résultat n'a été que celui de la fausse vaccine.

Exp. VIII. — *28 janvier.* — Cheval bai. Injection intra-veineuse d'une pleine seringue de liquide variolique.

1er février. — Léger gonflement au niveau de la piqûre veineuse.

5 fév. — Pas de traces d'éruption aux lieux d'élection.

7 fév. — Le cheval succomb ux suites d'une pleurésie aiguë.

Exp. IX. — *28 janvier 1884.* — Jument baie. Injection intraveineuse d'une pleine seringue de liquide variolique.

4 février. — La piqûre veineuse ne présente pas de nodosités. Aucune trace d'éruption aux lieux d'élection. Réinoculation intraveineuse d'une pleine seringue de pus variolique.

6 fév. — Éruption absolument semblable à celle du cheval (Exp. VII) : papules, vésicules, croûtes jaunes, les croûtes sont ici p'.s larges, comme si elles étaient formées par la réunion de plusieurs vésicules confluentes, elles s'arrachent facilement avec les poils agglutinés et laissent au-dessous la peau dénudée de ses couches épidermiques ; pas d'ulcérations ni de nodosités. L'éruption est éparse sur les divers points du corps ; mais rien aux lieux d'élection, rien par conséquent qui rappelle le horse-pox spontané.

11 fév. — Vaccination au nez et au cou avec du vaccin d'enfant qui sert à inoculer en même temps un autre cheval (Exp. VII) et une vache. En tondant les poils au cou de la jument pour la vacciner on trouve une grosse vésicule, en recherchant dans la région on en trouve plusieurs autres semblables et on en recueille aussitôt le liquide pour l'inoculer à une vache en même temps que du vaccin d'enfant.

Sur cette vache, les piqûres de vaccin d'enfant sont faites dans la région anale, au-dessus des ischions, des deux côtés, et les piqûres avec le liquide des vésicules sont pratiquées au-dessous de l'ischion gauche.

16 fév. — La vaccination de la jument n'a rien donné ; au contraire, la vache présente au-dessus des ischions (vaccin d'enfant) une belle éruption vaccinale, mais au-dessous, avec le liquide de la vésicule, il n'y a rien eu qui ait pu ressembler à de la vaccine, une seule piqûre a fourni une papule éphémère rapidement résorbée.

19 fév. — Revaccination avec du cowpox provenant du laboratoire municipal de Lyon.

26 fév. — Les résultats de la revaccination ont été ceux de la fausse vaccine comme pour le cheval (Exp. VII).

Exp. X. — *16 février.* — Cheval blanc. Injection intra-veineuse d'une pleine seringue de liquide variolique.

23 févr. — Pas de traces d'éruption.

26 févr. — Éruption très discrète : papules, croûtes jaunes, houppes de poils agglutinés. Rien aux lieux d'élection. L'éruption siège principalement sur les épaules.

1er mars. — Réinoculation intra-veineuse d'une pleine seringue de liquide variolique

8 mars. — L'éruption est toujours très discrète. Les papules apparaissent, deviennent rapidement vésiculeuses, celles-ci se transforment vite en croûtes qui tombent avec les poils.

17 mars. — Vaccination avec du vaccin animal de qualité éprouvée.

24 mars. — L'inoculation n'a donné que les résultats de la fausse vaccine, c'est-à-dire des papules qui apparaissent dès le lendemain de la vaccination, grossissent un jour ou deux, puis se résorbent rapidement sans fournir des pustules.

Exp. XI. — *16 février 1884.* — Cheval gris-pommelé. Injection intra-veineuse d'une pleine seringue de liquide variolique.

23 févr. — Aucune trace d'éruption.

26 févr. — Éruption discrète principalement sur le cou et la fesse droite, présentant les mêmes caractères que les précédentes. Rien au lieu d'élection.

1er mars. — Réinoculation intra-veineuse d'une pleine seringue de liquide variolique.

8 mars. — L'éruption s'est généralisée. Il y a des papules au nez et à la région anale. Elles deviennent très rapidement croûteuses.

17 mars. — Vaccination avec du vaccin animal de qualité éprouvée.

24 mars. — La vaccination a totalement échoué.

Exp. XII. — *16 février.* — Cheval bai. Injection intra-veineuse d'une pleine seringue de liquide variolique.

23 févr. — Éruption discrète, semblable aux précédentes, éparse sur les divers points du corps.

26 févr. — L'éruption devient de plus en plus abondante.

3 mars. — Vaccination avec du vaccin animal qui sert à inoculer en même temps deux jeunes filles et une vache.

8 mars. — Belle éruption vaccinale sur les deux jeunes filles et sur la vache. Sur le cheval la vaccination a complètement échoué. Mais l'éruption a continué. De chaque côté de l'anus un grand nombre de vésicules agminées ont soulevé en masse l'épiderme, formant une grosse croûte jaunâtre.

Exp. XIII. — *1er mars.* — Cheval brun, injection intra-veineuse d'une pleine seringue de liquide variolique.

4 mars. — Pas traces d'éruption.

10 mars. — Éruption très discrète, semblable aux précédentes.

17 mars. — Vaccination avec du vaccin animal de qualité éprouvée.

24 mars. — La vaccination a complètement échoué.

Exp. XIV. — *11 mars.* — Cheval alezan, très jeune. Injection intra-veineuse d'une pleine seringue de liquide variolique.

21 mars. — Très belle éruption généralisée, semblable aux précédentes.

23 mars. — Cette éruption est très fugace. Aujourd'hui beaucoup de pustules ont déjà disparu.

27 mars. — Vaccination avec vaccin animal, le même sert à inoculer un vieux cheval.

2 avril. — La vaccination a échoué, mais le vieux cheval présente une assez belle éruption vaccinale.

Si nous résumons maintenant, dans un tableau d'ensemble, les résultats généraux de nos expériences, nous voyons d'abord qu'il en faut écarter deux, la 6e et la 8e, parce que les chevaux ont succombé dès le début à des maladies accidentelles et que sur les douze restantes, il est nécessaire d'établir trois catégories.

Dans la première catégorie nous comprenons les Exp. I, II et IV où la variolisation n'a pas paru déterminer l'éruption, mais a permis la vaccination. Dans la deuxième nous rangeons les Exp. III et V où la variolisation n'a pas paru davantage provoquer d'éruption mais a fait échouer la vaccination.

La troisième et dernière catégorie comprend enfin les sept autres expériences où la variolisation a été suivie d'éruption, sans qu'il ait été possible de vacciner les animaux.

Relativement aux faits de la première catégorie la variolisation n'a évidemment pas donné de résultats. Pourquoi ? peut-être parce que les chevaux jouissaient d'une certaine immunité variolique. Le fait de la réussite du vaccin n'est pas absolument probant de l'hypothèse inverse. En effet, dans le premier mémoire de M. Chauveau, nous lisons que, sur dix animaux qui ont été vaccinés, au moyen du cowpox vrai, après avoir été antérieurement variolisés, six n'ont présenté aucune éruption vaccinale, trois ont eu des pustules rudimentaires et éphémères, un seul a été atteint d'un cowpox régulier et bien caractérisé. Il est donc possible que nos trois chevaux, réfractaires à la variole, ne l'aient pas été à la vaccine en vertu d'une immunité dont nous sommes impuissants à déterminer les conditions.

Hâtons-nous toutefois d'ajouter que nous préférons cette autre interprétation des faits : ces animaux n'auraient pas été variolisés du tout parce que l'injection était trop faible et le liquide variolique de mauvaise qualité. En effet, c'était au début de notre expérimentation, et nous n'injections à cette époque qu'une toute petite demi-seringue de liquide variolique. Celui-ci était purulent, condition défavorable à l'activité virulente, de plus, il n'a été employé que quelques jours après sa récolte.

Pour les faits de la deuxième catégorie, l'interprétation est toute simple. Le cheval (Exp. III) a été variolisé avec une pleine seringue de bon liquide virulent et si l'éruption n'a pas été reconnue, c'est probablement parce que nous l'avons recherchée aux lieux d'élection. Le cheval (Exp. V) a probablement été inoculé dans le tissu cellulaire de la jugulaire. Le liquide était là peu abondant, mais il en faut très peu pour varioliser par cette voie — en résumé, chez ces deux chevaux, l'injection de variole a donné la variole et rien de plus.

Mais les faits de la troisième catégorie sont bien plus nombreux et bien plus intéressants. L'injection a été faite avec un liquide abondant et de bonne qualité — elle a toujours déterminé une éruption que nous avons décrite, et la vaccination n'a fourni aucun résultat.

De quelle nature était donc cette éruption ? vaccinale? Elle n'y ressemblait guère et M. Chauveau, qui, le premier, a produit l'exanthème vaccinal généralisé sur le cheval ne s'y méprit pas : d'ailleurs, sur la jument de l'Exp. IX *l'inoculation du liquide de ces vésicules sur une vache, en même temps inoculée avec du cowpox, n'a pas produit d'éruption vaccinale alors que le vrai vaccin réussissait très bien sur elle.* Il nous semble donc que puisque cette éruption n'est pas vaccinale, on doit la considérer purement et simplement comme variolique. Les chevaux se sont comportés ensuite vis-à-vis de la vaccine comme s'ils avaient été variolisés; le vaccin n'a jamais réussi sur eux, alors que sur d'autres animaux témoins il provoquait toujours de belles éruptions vaccinales.

En résumé, l'injection intra-veineuse sur les chevaux n'a rien donné qui ressembla à du horse-pox — par conséquent, pas plus la voie intra-veineuse que la voie sous-épidermique ne transforme la variole en vaccine. Au contraire, la variole injectée dans les veines comme la variole inoculée dans le derme donne toujours la variole. Il paraît donc légitime de *conclure à la non-identité des deux virus.*

Les expériences de M. Warlomont n'infirment pas cette conclusion. L'éruption qu'il a décrite nous paraît être de même nature que celle de nos chevaux. Il l'a constatée sans en chercher expérimentalement la signification. Nous ne voulons donc pas tirer une autre interprétation des faits du savant belge : qu'ils ne prouvent rien contre nous.

Quant à cette assertion du même auteur que « l'organisme du cheval est, pour la culture de la vaccine, un détestable terrain, » le contraire a trop bien été démontré par les expériences multiples de M. Chauveau pour que nous y insistions. Nous espérons que M. Warlomont, en cherchant de nouveau, reviendra de lui-même de cette opinion qui ne peut s'expliquer que par une sorte de malechance expérimentale.

CONCLUSIONS

Des nombreuses recherches que nous avons analysées dans l'historique de notre travail, des expériences nouvelles dont nous venons de décrire les résultats, il se dégage, pour nous, une conclusion fort nette : *aucune expérience positive n'a été apportée jusqu'ici qui permette d'affirmer l'identité des deux virus, variolique et vaccinal.* Au contraire, l'inoculation de la variole par la voie sous-épidermique, à n'importe quel animal de la série vaccinogène, donne toujours la variole, rien que la variole, et l'injection variolique dans les veines du cheval, de tous les organismes de la série celui que l'immense majorité des expérimentateurs considère, depuis Jenner, comme le plus éminemment favorable au développement de la vaccine, l'injection intra-veineuse de variole dans ces conditions, à coup sûr, ne donne pas la vaccine et parait plutôt produire encore la variole.

Est-ce à dire que cette grande question de l'autonomie de la vaccine soit définitivement tranchée ? Non, si nous nous en tenons aux préceptes rigoureux de la méthode expérimentale, car il reste encore, avant d'avoir épuisé tous les termes du problème, bien des expériences à tenter, expériences où l'on ferait varier le choix de l'animal, son âge, son sexe, la dose du virus et sa voie d'introduction, etc., etc.

Oui, si nous basant sur les faits déjà nombreux qui démontrent la non-identité, nous comparons au point de vue de leur suite, les effets de la variole et de la vaccine, avec ceux d'une maladie virulente grave, le charbon par exemple, et de son virus atténué.

Il n'y a pas à en douter, c'est la découverte de l'atténuation des virus, le plus admirable bienfait de la science moderne, qui amène presque fatalement à regarder la vaccine comme un diminutif de la variole, par suite de cette tendance si naturelle à l'esprit humain de généraliser les faits pour en tirer une loi commune. A vrai dire, les analogies permettent la confusion au premier examen, mais quand l'on considère plus attentivement les faits, les différences éclatent si manifestes qu'elles entraînent une conviction opposée.

En effet, la vaccine qui a été inoculée des millions et des millions de fois, reste toujours une maladie bénigne, identique à elle-même, avec ses caractères typiques invariables chez l'homme, le cheval et le bœuf ; jamais de termes différents dans les caractères essentiels de l'évolution vaccinale.

Que si nous comparons la vaccine à un virus atténué, combien de degrés dans les formes de l'atténuation ? Ici les phénomènes généraux se montrent insignifiants, là ils sont déjà plus graves, quelquefois le retour à la virulence est complet et la mort survient. C'est que l'*atténuation* du virus n'est pas sa *transformation*, c'est que les procédés de déchéance employés contre une race spéciale de microbes ne changent pas les caractères de cette race. L'atténuation *abrutit*, si j'ose ainsi m'exprimer, toute une espèce de ces infiniments petits, elle leur enlève leurs armes, les réduit en esclavage et les fils dégénérés de ces hordes funestes sont devenus, de par le génie de l'homme, des esclaves soumis et inoffensifs. Mais ces microbes, s'ils sont assujettis on ne les a pas transformés, l'atavisme persiste, et, dans la foule, quelques-uns plus forts, plus résistants se souviennent des ancêtres, héritent de leur énergie et recommencent la lutte.

Ainsi, nous croyons à une différenciation très nette entre les virus atténués et la vaccine. Mais cette conclusion ne doit pas rester stérile. En effet, ne semble-t-il pas improbable que cet exemple d'une maladie infectieuse grave, la variole, prévenue et combattue avec succès par une autre maladie bénigne, la vaccine, reste à l'état d'exemple unique dans la nature ? « Et dès lors se trouvent justifiés les efforts de ceux qui ont cherché ou qui cherchent encore à chaque virus pernicieux un agent de même famille, mais à action bénigne, et jouissant de la propriété de détruire la faculté germinative du premier. Dès lors aussi il devient du devoir de chacun de diriger dans ce sens ses investigations. » Chauveau.

FIN

TABLE DES MATIÈRES

LYON. — IMPRIMERIE PITRAT AINÉ, 4, RUE GENTIL.

LIBRAIRIE J.-B. BAILLIÈRE ET FILS

BROUARDEL. — *Des causes d'erreurs dans les expertises d'attentats aux mœurs.* 1884, in-8, 60 pages. . . . . 1 fr. 50

CHAPUIS (A.). — *Précis de toxicologie.* 1882, 1 vol. gr. in-18 de 736 pages avec 43 fig. cart. . . . . 8 fr. »

DUBRAC. — *Traité de jurisprudence médicale et pharmaceutique*, comprenant : la législation; l'état civil et les questions qui s'y rattachent; les dispositions à titre gratuit; la responsabilité médicale; le secret professionnel; les expertises; les honoraires des médecins et les créances des pharmaciens; l'exercice illégal de la médecine; les contraventions aux lois sur la pharmacie; les rentes viagères; les assurances sur la vie; la police sanitaire; les ventes de clientèle médicale; l'inaptitude au service militaire; les eaux minérales et thermales, etc. 1882, 1 vol. in-8 de 770 pages. . . . . 12 fr. »

GALLARD (T.). — *De l'avortement* au point de vue médico-légal. 1878, in-8, 135 pages. . . . . 3 fr. »

HOFMANN (E.). — *Nouveaux éléments de médecine légale.* Commentaires par P. Brouardel. 1881, 1 vol. in-8 de 832 pages, avec 50 figures. . . . . 14 fr. »

LACASSAGNE. — *Les tatouages.* Étude anthropologique et médico-légale. Paris, 1881, in-8, 116 pages avec 36 planches. . . . . 5 fr. »

LEGRAND DU SAULLE. — *Les hystériques*, état physique, état mental, actes insolites, délictueux, criminels. 1883, 1 vol. in-8. . . . . 8 fr. »

MAYER. — *Des rapports conjugaux*, considérés sous le triple point de vue de la population, de la santé et de la morale publique. *Huitième édition*, 1884, in-18 jésus, 400 pages. 3 fr. »

SOURDET (Jules). — *Accidents et complications des avortements spontanés*, provoqués et criminels. 1876, gr. in-8, 102 pages. . . . . 2 fr. 50

TARDIEU. — *Étude médico-légale sur les blessures*, comprenant les blessures en général et les blessures par imprudence, les coups et l'homicide involontaire. 1879, 1 vol. in-8 de 480 pages. . . . . 6 fr. »

— *Étude médico-légale sur les maladies accidentellement ou involontairement produites* par imprudence, négligence ou transmission contagieuse, comprenant l'histoire médico-légale de la syphilis et de ses divers modes de transmission. 1879, 1 vol. in-8 de 288 pages. . . . . 4 fr. »

— *Étude médico-légale et clinique sur l'empoisonnement* (avec la collaboration de M. Z. Roussin, pour la partie de l'expertise médico-légale relative à la recherche chimique des poisons). *Deuxième édition.* 1875, 1 vol. in-8 de XXI-1236 pages avec 3 planches et 4 figures. . . . . 14 fr. »

— *Étude médico-légale sur l'infanticide. Troisième édition.* 1879, 1 vol. in-8 de 372 pages, avec 3 planches coloriées. . . . . 6 fr. »

— *Étude médico-légale sur la folie. Deuxième édition.* 1880, 1 vol. in-8 de XXII-610 pages, avec 15 fac-simile d'écritures d'aliénés. . . . . 7 fr. »

— *Étude médico-légale sur la pendaison, la strangulation et la suffocation. Deuxième édition.* 1879, 1 vol. in-8 de 364 pages, avec planches. . . . . 5 fr. »

— *Étude médico-légale sur les attentats aux mœurs. Septième édition.* 1878, 1 vol. in-8 de VIII-394 pages et 5 planches gravées. . . . . 5 fr. »

— *Étude médico-légale sur l'avortement. Quatrième édition.* 1881, 1 vol. in-8 de 296 pages. . . . . 4 fr. »

TCHIHATCHEF (P.). — *Espagne, Algérie et Tunisie.* 1880, 1 vol. gr. in-8, avec une carte de l'Algérie. . . . . 12 fr. »

TREILLE (A.). — *Expédition de la Kabylie orientale et du Hodna.* Notes et souvenirs d'un militaire. 1876, in-8, 104 pages, avec une carte. . . . . 3 fr. 50

TROLLIET. — *Statistique médicale de la province d'Alger.* 1844, in-8. . . . . . 1 fr. »

LYON. — IMPRIMERIE PITRAT AINÉ, 4, RUE GENTIL

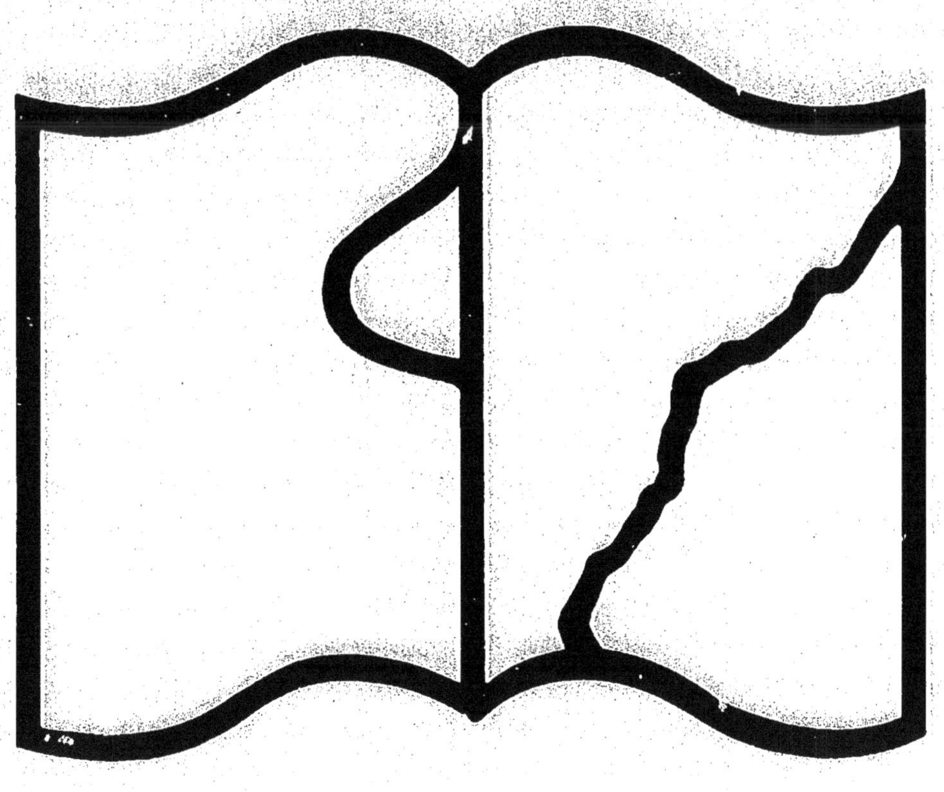

Texte détérioré — reliure défectueuse

NF Z 43-120-11

www.ingramcontent.com/pod-product-compliance
Ingram Content Group UK Ltd.
Pitfield, Milton Keynes, MK11 3LW, UK
UKHW021228230726
13926UKWH00003B/1311

9 782016 145104